世界でいちばん詳しい

自律神経の教科書

吾妻 優

2

はじめに

「自律神経の乱れ」や「自律神経失調症」など、「自律神経」という言葉自体は、誰もが一度は耳にしたことがあるのではないでしょうか。

では「自律神経ってなんですか？」と聞かれるとどうでしょうか。この問いに自信を持って答えることができる人は、ほとんどいません。世間一般に「自律神経」という言葉だけが独り歩きをしていて、その中身の説明がほとんどされないままに、体調不良の原因の代表みたいな顔をしているのです。

お医者さんに「自律神経が乱れている」と言われたことのある方もいらっしゃるでしょう。しかし、実際に何の神経がどうなった結果として体調不良につながっているのか、という細かい説明を受けることはほとんどないようです。ある意味「よくわからないけど何らかの症状が出ている」ときの、とりあえずの決まり文句のようになってしまっています。

本書では、この「自律神経」についてなるべくわかりやすく、かつ詳細に紐解いていこうと思います。医学的な用語を一つ一つ覚え、理解していくのは困難です。しかし難しい病名や医学的常識は一度置いておいて、ヒトという哺乳動物の本能や生理として現象を見ていくと、不思議と納得できるものになっています。

自律神経は高等生物、社会性動物としてのあり方だけではない、ヒトという一種の動物としての根幹部分を司るものです。自律神経を理解すれば、心と身体のつながりを見つめ直すことができます。それは身体の不調だけでなく、ストレスや生きづらさと言った人生の障害を見直すきっかけにもなり得ます。

本書を通して、皆さんの人生がより健康的で、素晴らしいものになることを願っています。

目次

はじめに ·························· 3

第一章 自律神経のしくみ ·········· 7

自律神経とは ·························· 8
闘争と逃走の神経、交感神経 ·········· 10
リラックスの神経、副交感神経 ·········· 11
「正常な」自律神経？ ·················· 12
自律神経に異常をきたすメカニズム ·········· 14

第二章 自律神経と不調の原因 ·········· 19

自律神経と症状の間にあるもの ·········· 20
緊張 ·························· 22
脱水 ·························· 23
酸欠 ·························· 26

第三章 様々な症状と自律神経の関係 ·········· 29

頭部の症状 ·························· 30

頭痛 ·························· 32
めまい・耳鳴り ·················· 34
目の諸症状 ·················· 36
あごまわりの症状 ·················· 39

内臓と自律神経 ································· 40

胃の不調 ································· 42

小腸の不調 ································· 44

大腸の不調 ································· 46

腎臓（頻尿） ································· 48

子宮周りの症状 ································· 50

呼吸が浅い ································· 52

高血圧 ································· 54

低血圧 ································· 57

全身症状 ································· 58

しびれ ································· 59

冷え性 ································· 61

疲れやすい ································· 64

不眠、朝起きられない ································· 66

アトピー、アレルギー ································· 68

痛み ································· 70

首こり・肩こり ································· 71

四十肩、五十肩 ································· 74

腰痛 ································· 76

メンタル　　79

うつ　　80
イライラ　　82
ブレインフォグ　　84
パニック　　86

命に関わる疾患　　89

悪性新生物（がん）　　90
脳血管疾患　　92
心疾患　　94
糖尿病　　96

第四章 自律神経とストレス　　99

無意識のストレス　　100
死を連想させる７つのストレス　　101
生命維持に必要な内的供給の不足　　102
生命維持に必要な外部環境の不足　　104
他者からもたらされる危機　　106

おわりに 〜医療と正しく付き合う〜　　108
索引　　110

巻末資料
巻末資料１自律神経チェック表　　112
巻末資料２体調と自律神経の状態　　114
巻末資料３ストレス表　　116

第一章

自律神経の
しくみ

自律神経とは

人間の身体には神経と名のつくものが沢山あります。
身体を動かす運動神経、痛みや暑さ寒さを伝える知覚神経などはイメージがしやすいですね。こういったものは感覚を自覚することのできる神経です。

では、自律神経とはどんな神経でしょうか。

結論から言うと、自律神経とは「自分でコントロールすることが不可能な神経」の総称です。例えば心臓。自分で「動け」と念じなくても、常に鼓動しています。それから呼吸。深呼吸は意識して行うこともできますが、無意識でも呼吸はずっと続いています。そのほかにも暑い時に汗をかく、怖い時にこぶしを握りしめる、ホルモンの量を調節する......。自律神経はこういった沢山の「無意識の動き」を自律的（自動的）にコントロールしてくれています。

あなたの脳にふたりの人がいることを想像してみてください。考えたり感じたり、自由に身体を動かしているのが「あなた」。その裏には、身体と心が快適でいられるよう、密かにバランスを取ってくれている忠実な「影武者」がいるのです。

この影武者、つまり自律神経は、脳の中でも間脳の視床下部という場所にあります。そこから「交感神経」と「副交感神経」という、乗り物でいうアクセルとブレーキに相当する命令伝達用の神経を細かく動かして、あなたの身体の色んなバランスをキープしてくれているのです。

影武者は無意識の領域にいて、普段は黙々と働いています。しかし心身に何らかの負担がかかったときなどは、身体を能動的に動かすことのできるあなたの意識に向けてメッセージを出します。

高い所へ行けば、「落ちたら大怪我になるかもしれない」と危険を察知し「怖い」という感情を起こさせます。「果物が食べたいな」と私たちが感じるのは、ビタミンが不足していることを自律神経が身体に伝え、栄養を摂取させるためです。

自律神経はしばしば、感情や意識ではなく身体に直接影響を及ぼします。強すぎるストレスが続いたときに、身体が起き上がらなくなったり、足が動かなくなることがあります。これらは、あなたがこれ以上のストレスにさらされるのを防ぐため、物理的に会社や学校へ行けないように自律神経が働きかけているのです。

このように、私たちの影武者である自律神経は折に触れ心身を守るためのアドバイスをしてくれています。ではこれらの助言を無視し続けたらどうなるでしょうか。うつやパニック障害などの精神疾患や、ときには命に関わる重篤な病気に発展することさえありえます。

そのような健康被害から身を守り、より健康的で楽しい毎日を過ごすためには、自律神経について正しく理解することが重要です。この章では自律神経についての詳しい解説と共に、知っているようで知らない「自律神経の乱れ」や「自律神経が整う」とはいったい何なのか、分かりやすく説明していきます。

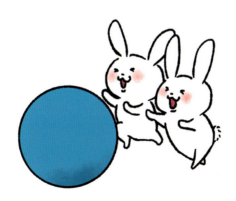

自律神経はいつもいっしょ！

闘争と逃走の神経、交感神経

自律神経には二種類あり、そのうちの一つが交感神経です。交感神経は自動車でいうとアクセルの部分にあたり、なんらかの危険を感じた際に強く活動し、心臓を速く細かく動かしたり、呼吸を速く浅くするなどの働きをします。

自律神経は無意識下で働く神経で、人間が持つ動物としての本能に相当すると言えます。そのため、本能的な行動をとる野生動物に例えると理解がしやすいでしょう。例えばライオンが飢えを感じた瞬間や、ウサギが敵を見つけた瞬間。このままでは死んでしまう、と本能が感じ取ったとき、交感神経が活発になります。

ライオンが飢えを感じたとき、それを解消するための行動は狩りです。狩りの最中は速く走るため心臓や筋肉に大量の血液を送ります。目の前の獲物の動きを見逃さないように視野を狭くし、一点に集中して物を見るようになります。そしてウサギが敵を見つけたときに真っ先にするべきは逃げることです。やはり速く走るために心臓や筋肉に血液を送ったり、なるべく見つからないように身体を縮こまらせ、動きを少なくします。これを自律的（自動的）に行うのが交感神経です。

戦うとき（闘争）と逃げるとき（逃走）に大きく働く性質から、交感神経は「闘争と逃走の神経」と呼ばれています。現代人が狩りをすることはまずありませんが、強いストレスにさらされたとき、野生動物と同じように危険から身を守る行動を自律神経が促します。心臓をギュッと収縮させたり、脳を興奮させて効率よく動けるように交感神経が働くのです。

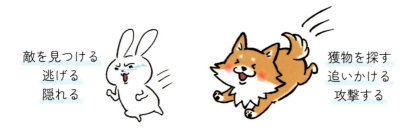

自律神経と行動 - 交感神経優位（闘争と逃走）

リラックスの神経、副交感神経

二種類ある自律神経のもう一つが副交感神経です。副交感神経は自動車でいうとブレーキの部分にあたります。リラックスしているときに強く活動し、心臓をゆっくり動かしたり、呼吸を深く遅くするなどの働きをします。

交感神経がピンチの際に働くのとは逆に、身体を休める時に働くのが副交感神経です。野生動物であれば、ライオンが首尾良く獲物を捕らえたあと。あるいは、ウサギが無事に敵から逃げ切り、脅威が去った後に副交感神経が活発になります。

飢えや敵などの命をおびやかす危機的状況が去り、「もう安心だ」と本能が感じ取った後にするべきことは、エネルギーを蓄え、休息を取ることです。ライオンもウサギも、このすきに食事、排泄、睡眠などの行動を取ります。副交感神経は消化吸収に必要な器官である胃や腸に血流を集め、活発に動かします。緊張から解放されたときに空腹を覚えたり、食事の後にリラックスして眠くなるのはこのためです。

このように、危険から身を守る行動の後に、次の行動に備えたエネルギーチャージと疲労回復をするのが副交感神経の役割です。逆に言えば、ピンチがずっと続いてしまうと副交感神経を働かせることができません。ストレスや緊張が長く続いたときに胃の不調や便秘、生理不順や不眠など体調を崩してしまうのは、実はこのためなのです。

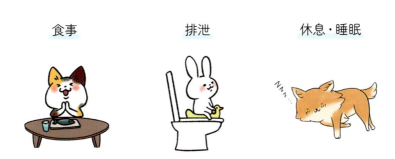

自律神経と行動 - 副交感神経優位（リラックス）

「正常な」自律神経?

自律神経とは何かを理解した今、次に知っておきたいのは「正常な自律神経とはなんなのか」ということです。よくテレビなどで「自律神経が乱れている」や「自律神経を整えよう」といった言葉を聞くことがあります。また、お医者さんから言われることもあります。これらの言葉について、皆さんはどのようなイメージを持っているでしょうか。

以下の2つのグラフは、正常に働いている「整った」自律神経と「乱れている」自律神経の状態を模式化したものです。

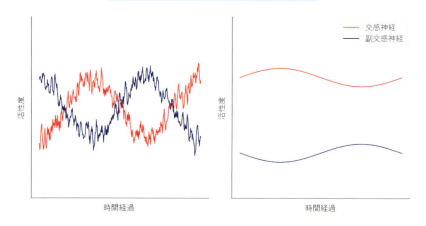

自律神経が乱れているのはどっち?

この2つのグラフ、どちらが正常な自律神経で、どちらが乱れている自律神経でしょうか。言葉のイメージからすると、平坦で動きの少ない方が「整って」いて、揺れ動き、入り乱れているほうが「乱れて」いるように感じます。しかし実はこのグラフ、左の入り乱れているほうが正常なグラフで、右の平坦なほうはかなり危険と言ってもおかしくないほど乱れているグラフなのです。

交感神経と副交感神経は自動車で例えるならアクセルとブレーキにあたる、というお話をしました。同じくこの例えで言うと、健康で正常な自律神経はアクセルにもブレーキにも異常がない、整備された状態のことと考えてください。アクセルを踏めば滑らかに加速し、ブレーキを踏めば直ちに減速できる、安全な車です。

自律神経で言えば、集中したいときには交感神経がしっかり働き、リラックスしたいときには直ちに副交感神経に切り替わる。それが一日の中で必要に応じて自然に変化していく。これが理想の状態です。一言でいえば「交感神経も副交感神経も常に変化できる柔軟な状態」です。どちらかだけがずっと働いていたり、必要なときにどちらかが使えなかったりするのは、故障している車と同じなのです。

自動車のアクセルが戻らなかったりブレーキが効かなければ、止まれずに大事故を起こします。ブレーキがずっとかかっている車は全く動かず、そのまま無理にアクセルを踏み込めばエンジンや重要な部品が壊れてしまいます。もしこれが人間だったら……。自動車であれば、このような事故が起きないように定期的な点検をしています。同様に、大事な身体にも点検や整備が欠かせません。

生まれたての身体は新車同様に整備が行き届いていますから、生まれつき不具合がある、ということはほとんどありません。ストレスや生活習慣など、後天的な環境によって、段々とアクセルがさびついていったり、何かの拍子にブレーキが壊れたりしてしまうのです。では自律神経はなぜ、どうやっておかしくなってしまうのでしょうか。次のページから見ていきましょう。

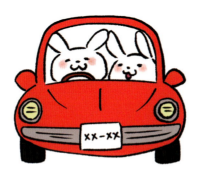

しっかり整備で安全運転！

自律神経に異常をきたすメカニズム

異常の発端はストレス

生まれたての身体には通常、不調はなく、自律神経の異常は後天的な環境によって生じます。そして、異常の発端となるのが「ストレス」です。

「ストレス」という言葉はかなり一般的に使われ、幅広い意味を持ちます。そのまま使うと理解につながらないため、まずは明確に定義しましょう。少なくとも本書では「ストレス」とは「脳に負荷がかかっている状態」を指します。

・考えることが多くて脳が忙しくなっている状態
・騒音や色、匂いなど五感への負荷が多くて脳が処理しきれない状態
・暑さ寒さや気圧の変化に身体を対応させるために脳がフル回転している状態
・思い込みや責任などの制約が多く、自由な思考ができない状態

これらが、「脳に負荷がかかっている状態」です。ストレスと言われると、嫌なこと、不快なことが思い浮かぶかと思います。ですが、実は楽しいことや嬉しいことも脳に負荷をかけ、大きなストレスになることがあります。結婚などはその代表的なものです。結婚は喜ばしいことですが、それに付随して人間関係や住環境、生活の全てに多くの変化が起こります。その結果、意識的にも無意識的にも脳の中での処理がとてつもなく増えます。これが「ストレス状態」です。

このようなストレス（＝脳への負荷）が、自律神経の緊張状態を生み出します。緊張、集中、興奮、不安、こういった状態が交感神経を刺激し、脳と身体はアクセル全開になります。そういった緊張状態が昼夜問わず続いたり、一ヶ月、半年、一年……と長い期間継続するとどうなるでしょうか。

脳と身体がその状態を記憶してしまいます。ホメオスタシス（生体恒常性）という脳の機能が緊張状態を記憶し、イヤな身体のクセが形成されてしまうのです。

14　自律神経のしくみ

ホメオスタシス

ホメオスタシス（生体恒常性）とは、間脳の視床下部が持つシステムのことです。ホメオスタシスはパソコンやスマートホンをバックアップするためのシステムによく似ています。

ホメオスタシスの働きは、ヒトの身体にある様々なバランス……体温、水分量、塩分濃度、血液の組成、ホルモンバランス、力の入り具合、などありとあらゆる私達の身体の「今」を記憶してキープしようとします。

ホメオスタシスは本来、体温を一定に保ったり怪我を治すなど、身体にとって必要な働きをしています。しかし、ホメオスタシスは私たちの理性が良いと考える変化もまた、自動的に元の形に戻そうとします。例えばマッサージを受けて柔らかくなった筋肉を、寝ている間に受ける前の固い状態に戻してしまったり、ダイエットにおいて体重が落ちなくなる「停滞期」も、ホメオスタシスが今までの自分を維持しようとする力によって起こると言われています。

もちろんホメオスタシスは、交感神経、副交感神経の状態も記憶しています。そのため一日だけ大きくストレスがかかったとしても、翌日には自律神経のバランスを通常の状態に戻そうとします。しかしストレスが長期的に継続していると、どこかのタイミングでストレスのかかった自律神経の状態をバックアップとして記憶してしまいます。そうなると今度はストレスがなくなった後にも、ストレス状態のときと同じ緊張した身体、自律神経の状態を維持するようになってしまうのです。

ストレスにさらされている間だけでなく、要因がなくなった後にまで身体と心の症状だけが残り続けてしまうのは、このような働きが背景にあります。うつ病などの精神疾患も、このホメオスタシスによって嫌なクセが残り続けている状態と見ることもできます。

そしてこの、ストレスから来る緊張状態が身体のクセになっていく過程には、ホメオスタシスと共に頭蓋骨のゆがみが大きく関わっています。

頭蓋骨の歪みから組織の癒着へ

ストレスから来る緊張状態が身体のクセになっていくメカニズムを理解するには、ストレス状態とは何か、それが身体にどのような影響を及ぼすかをまず知る必要があります。

ストレス状態というのは野生動物にとって「死」を想起させるものです。逃げなければ死ぬ。食べなければ死ぬ。死を目前にしたとき、それを防ぐための防衛本能として交感神経が活発になり、身体が緊張状態になります。

身体が緊張状態になると全身、そして頭や首、肩に力が入ります。そうすると、頭部にある薄い筋肉が収縮して頭蓋骨を圧迫します。血液は現在の生死に直結する部位（心臓や肺など）に集められ、必要ない部位（子宮や胃腸など）の血流が抑えられます。これらは一時的なものであれば、間違いなく生存のために必要な変化です。しかしこれが継続するとどうなるでしょうか。

頭蓋骨が圧迫され続けると脳へと運ばれる血流が減り、脳が酸欠状態になります。酸欠は身体にとって更なるストレスとなり緊張状態を強め、さらに酸素不足から脳細胞が思うように命令を出せなくなります。血流が悪くなったままの部位は細胞同士が癒着し、組織が硬くなっていきます。頭蓋骨にはわずかな関節が存在し、そこが動くことで脳への血流を促すポンプ機能の役割を果たしています。その関節もまた癒着し、脳の酸欠が慢性化していくことになります。

これらの関節の癒着は、錆びて軋んでいるドアの丁番や開かなくなったジャムの瓶の蓋と同じような状態です。一度こうなってしまえば、ストレス状態から抜けだした後でも癒着や硬さが出た部位を自分の力で元に戻すことができません。

このようにして残り続けてしまった身体のクセは、私たちが感じる様々な痛みや不調の原因となります。次の章では、ストレスと緊張がもたらす影響が身体の部位にどう関わっていくのかを詳しく見ていきます。

脳と内臓を繋ぐ、迷走神経

この章では、自律神経には交感神経と副交感神経があるというお話をしてきました。ではそれらの神経はいったいどこに存在しているのでしょうか。実はここが厄介なところで、私たちが普段〇〇神経と呼んでいるものは、性質を表すものと、場所を表すものがごっちゃになっているんです。

自律神経、交感神経、副交感神経、運動神経、知覚神経などは、その神経の「働き」を表す名前です。脳神経、坐骨神経、大腿神経などはどの場所にある神経（どこからどこまでを繋ぐ神経）かを表す言葉で、その神経の中にどういった性質があるかとは別の表し方になります。つまり、自律神経としての働きを持つ具体的な神経はいくつもあるのです。それらの神経や、それをコントロールする脳の働きをまとめて自律神経系と言います。

特に脳から直接出ている脳神経という12種類の神経のうち、動眼神経、顔面神経、舌咽神経、迷走神経の4つの脳神経は副交感神経を含んでいるとても大切な神経です。その中でも第10脳神経である迷走神経は、脳から頸部を通り鎖骨の下に潜って各内臓へ伝達していく、自律神経系においてとても大切な神経です。

迷走神経は心臓、気管、食道、胃、腸など沢山の内臓機能を動かしています。この神経の働きが悪くなると、内臓の働きが低下するのはもちろん、内臓から脳へのフィードバックも低下し、意外な不調の原因にもなります。例えば通常は満腹になると副交感神経が刺激されリラックス状態になるはずが、迷走神経の働きが悪くて移行が起きず、睡眠の質に影響してしまうなどの事例があります。

自律神経と心身の反応

	交感神経	副交感神経
心臓	速く、激しく動かす	ゆっくり、穏やかに動かす
呼吸	速く、浅くする	ゆっくり、深くする
胃腸	動きを抑制する	活発に動かす
排泄	動きを抑制する	活発に動かす
毛細血管	閉じる	広げる
瞳孔	広げる	縮める
発汗	増やす	減らす
脳	最悪な事態の想定 ネガティブ思考・防衛本能	思考を緩める 落ち着いた判断
口	唾液を減らす 口が渇く	唾液を増やす

第二章

自律神経と
不調の原因

自律神経と症状の間にあるもの

不調を感じて病院を訪ねたのに「自律神経の乱れ」や「ストレス」と言われて結局症状が改善せず、私の元へ来る方が後を絶ちません。あなたは、不調の原因が「自律神経の乱れ」と聞いて納得できますか？ 「ストレス」から「不調」の間に何かが抜け落ちているように感じませんか？

| ストレス
自律神経の乱れ | 
何が起きてるの？ | 心身の不調 |

実は世間で言われるストレス・自律神経と身体の不調に関する話題では、間に存在するメカニズムについての説明が省かれている（もしくは説明できていない）ことがほとんどです。

「不調の原因がストレスである。」

これは確かに間違いではありませんが、何も説明していないに等しいと言えます。結論だけを知っていても、ストレスと不調の間にあるメカニズムを理解しなければ、予防することも、対策することもできません。自律神経の観点から言って、この抜け落ちた部分に必要な要素は3つあります。

・交感神経が優位になることによる「緊張」
・緊張状態からくる「脱水」
・脱水からくる「酸欠」

この3つが、身体の不調を誘発する直接的な原因になります。
そして、「緊張」は「脱水」を、「脱水」は「酸欠」を、「酸欠」はさらなる「緊張」を、といったように相互に深く関連しています。

自律神経と「緊張」「脱水」「酸欠」。この関係性をしっかり理解すると、ストレスから症状までの道筋がしっかりと繋がっていくのです。

自律神経の不調の3つの原因と環境因子

何らかのストレス
＝
危機的状況
交感神経優位
＝
全身の筋肉の硬直

↓

緊張

毛細血管が収縮し、水分をとらなくなる

呼吸が速く浅くなる

必要なものが足りていないストレス

必要なものが足りていないストレス

脱水 　　酸欠

酸欠で心臓の動きが弱まり循環不良に

血流不足で酸素が運べない

・水を飲む習慣がない
・カフェインばかりとっている
・汗などで多く失っている

・胸部の圧迫
　（下着のしめつけ等）
・標高の高さや天候による気圧の低さ、湿気

緊張

「緊張」という言葉を聞いてどんなことを思い浮かべるでしょうか。人前に出て注目されてドキドキしたり、あるいは大事な試験に臨んでガチガチに。そんなイメージをする方も多いかと思います。

自律神経を語る上での「緊張」とは、こういった自覚のある緊張のことではなく、交感神経が過剰に昂ぶっている状態を指します。これは「闘う、逃げるなどの緊急事態のモード」であり、集中、興奮、イライラ、不安などの状態のことです。

普通に生きていれば誰しもがこういった緊張状態になることがあります。「緊急時に緊張する」これは至って自然なことです。しかし、「緊急時でなくなったのに緊張を解除できない」のは異常な状態です。

人間は強いストレスによる緊張状態が1ヶ月以上続くと、生体恒常性（ホメオスタシス）の効果によりその状態を形状記憶します。そうなってしまうと緊張状態が基本スタイルであると身体が錯覚し、それを維持しようとします。一度この状態になってしまうと、ストレスから開放された後でも、身体の硬直や周囲への警戒心などはストレス状態と同じまま維持されることになります。

これが、現代人のほとんどに起きている「無意識の緊張状態」の正体です。無意識の緊張状態は身体中の筋肉を緊張させますが、特に顎周り、首回り、胃、腎臓の4か所は強く緊張し、くいしばり、歯ぎしり、首コリ、肩こり、胃の不調や泌尿器系の症状などに現れます。

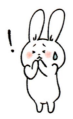

身体は緊張状態を記憶している

脱水

日本人の半数は脱水で亡くなっている？

日本は水の豊富な国です。もし現代の日本に脱水で亡くなっている人がいると言われても、にわかには信じられないのではないでしょうか。しかし誤解を恐れずに言えば、「日本人の半数は脱水で亡くなっている」と言っても過言ではありません。実は多くの方が十分な水分を摂取しておらず、知らず知らずのうちに死期を早めているのです。

私たちは普段、あまりにも脱水を意識していません。水はそこら中にありふれています。川や海があり、水道をひねればいくらでも出てきます。自動販売機やコンビニエンスストアにはたくさんの飲料が並んでいます。この安心感が、本能としての水分への欲求を忘れさせてしまうのです。

人間が一日に必要とする水分の摂取量は体重 1 kg あたり 30 ml 程度と言われています。しかし、これは飲み物ならなんでも良いわけではありません。糖分や栄養分を含む飲料（ジュース、味噌汁、牛乳など）は水分摂取にはカウントしません。カフェインを含むお茶やコーヒー類（コーヒー、紅茶、緑茶、ウーロン茶、ほうじ茶、玄米茶、ジャスミンティーなど）は利尿作用が強く、飲んだ以上に排出してしまうためこれも該当しません。

身体に必要な水分摂取としてカウントできるのは、お水やノンカフェインのお茶のみと考えてください。これまでに多くの患者さんと接し不調と水分摂取のデータを取ってきましたが、ここでいう正しい意味の水分を 1.5 〜 2 リットル以上毎日摂取できている人はほとんどいませんでした。

そしてこの水分不足こそが、様々な不調や病気を引き起こすのです。

生命の維持に不可欠な「水」

水は地球上の生物全てにとって必要不可欠な物質です。水がなければ人間どころか地球上の動物、植物は皆生存できません。人間の身体の中でも、水はいくつもの役割を果たしています。

・身体の中の多くのものを運ぶ（酸素、栄養、老廃物）
・身体の細胞同士を円滑に動かす（関節、筋肉、血管、神経）
・身体を衝撃から守る（脳脊髄液、リンパ液）

その様々な役割の中でも、特筆すべき重要なものが二つあります。

ひとつは酸素の輸送です。

脳に酸素が行かなくなると、5分とかからずに脳細胞が壊死をはじめるため、非常に危険な状態になります。そして脳の中心部にある間脳まで壊死してしまえば、心臓を動かす、呼吸をする、といった自律機能を失い、死に至ります。

物理的な要因がなくても、この酸欠は起こります。酸素は血液中の赤血球が運んでいます。血液の大部分を構成する水分が不足すると、十分に酸素を運べずに脳が慢性的な酸欠になってしまうのです。慢性的酸欠は脳をじわじわと壊死させ、認知症のような症状を引き起こします。

もう一つの大事な役割が、身体の治癒です。

自然治癒力という言葉があるように、生物には損傷した身体を修復する機能があらかじめ備わっています。血液中の白血球は身体にとって害となるものを排除し、常に安全な状態を維持します。血小板は血管の損傷を塞ぎ、大切な血液の流出を防ぎます。損傷した細胞はまた分裂を繰り返し、元の状態へ復元しようとします。そういった機能を身体の隅々まで行き渡らせるのが血液やリンパ液などの体液を通じて水分が果たす役割です。

水分が持つこれらの役割は、人間の生死に直結しています。

脱水と老化、生活習慣病の関係

年齢別の身体の水分含有量は、

新生児 75 %、子供 70 %、成人 60 - 65 %、高齢者 50 - 55 %

となっています。年齢と共に徐々に水分含有量が減っていくことが分かりますが、その理由は何だと思いますか？　これにはなんと、必要な分の水を飲めていないことが大きく関係しているのです。

実は何歳になっても、十分な水分摂取をすることで水分含有量をある程度保つことができます。同じ 80 歳でも若々しい人がいたり、まだ 40 代なのにとても老けて見える人がいるのは、まさに水分摂取量の差なのです。

忙しい日々の中で水分摂取を怠っていると、それが癖になり、身体の中が乾燥した状態になっていきます。脳が干からびれば認知症や脳血管疾患、内臓が干からびれば腎不全、肝硬変などの臓器疾患のリスクが増えることになります。水分不足で白血球を運ぶ力が弱まれば、感染症にかかりやすくなるだけでなく、悪性新生物（がん）の増殖を抑制する力を発揮できず、死に至ることにもなります。

日本人の死因の約半数は悪性新生物、心疾患、脳血管疾患です。これらは生活習慣病とも呼ばれており、日々の暮らし方で防ぐことが可能な病気ばかりです。生活習慣と一口に言っても、食事、運動、ストレス解消など様々な要素がありますが、何よりもまず、水分をしっかり摂ることが重要です。それさえ怠らなければ、人生を豊かに全うできる人がもっともっと増えるはずです。

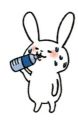

お水を飲もう！

酸欠

脱水から酸欠が起こる仕組みは既に説明しましたが、緊張状態もまた酸欠を引き起こします。

慢性的な緊張状態は身体のあらゆる臓器を硬直させ、機能を制限します。硬直し動きが悪くなる、という点では肺も同様です。ただし肺は単なる膜のようなものでできているので、肺そのものが動くわけではありません。肺を動かしているのは主に横隔膜という筋肉の働きによるものです。

横隔膜は胸郭（肋骨と胸骨、胸椎でできた鳥かご状の部分）の下側を塞ぐように覆っている骨格筋です。骨格筋とは骨格に沿って付いている筋肉のことで、筋肉と言って一般的にイメージされる手足の筋肉なども骨格筋です。これらの筋肉は大脳からの命令によって自覚的に動かすことができます。そのときに働くのが運動神経です。横隔膜もまた、運動神経を通じて自覚的に動かすことができます。

しかし横隔膜は、手足の筋肉などとは少し性質が異なります。そう、私たちは意識していなくても、寝ているときでさえ、24 時間呼吸を続けています。実は肺を動かす横隔膜は運動神経、自律神経のどちらの命令でも動く、神経の二重支配を受けている特殊な筋肉なのです。

そのため呼吸は自律神経の影響を大きく受けます。例えば動物は緊張状態になると、呼吸を速く浅くします。敵に存在を悟られないよう呼吸音を弱めるのです。

緊張状態から来る浅い呼吸が慢性化すると、横隔膜の動きが制限されて徐々に固くなっていきます。連動して肺の動きも弱くなり、周りを囲う肋骨などの骨格、肋間筋などの筋肉もそれぞれ硬直し、胸郭そのものが固まってしまいます。

自分の力では動かせないほど横隔膜や胸郭が固まってしまうと、意識して呼吸しようとしても思うように呼吸ができません。取り込める酸素量が大幅に減り、慢性的な酸欠状態を引き起こします。

酸欠は非常に多岐に渡る症状につながっていきます。

・酸欠で脳からの命令が不足することによる各種臓器の衰弱
・脳が働かないことによる集中力の欠如、記憶力の衰弱
・酸欠で著しく不安になることでのメンタル系の症状（うつ、パニックなど）
・妊娠中の酸欠でのつわりの症状（吐き気、食欲不振など）
・気圧による酸欠での症状（頭痛、めまい、耳鳴りなど）

このように、酸欠と身体の不調とは密接な関係があるのです。

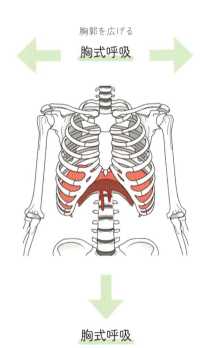

胸郭を広げる
胸式呼吸

胸式呼吸
横隔膜を下げる

COLUMN

深い呼吸

「胸式呼吸」「腹式呼吸」という言葉を聞いたことはありますか？　呼吸の際に、主に胸郭を広げるのが胸式呼吸、主に横隔膜を押し下げるのが腹式呼吸です。

しっかり酸素を取り込む深い呼吸をするには、この両方を使います。胸郭と横隔膜のどちらかでも固まっていると、深い呼吸はできないのです。

酸欠と気候（気圧、温度、湿度）

山の上は空気が薄い、という話を聞いたことがあるかと思います。なぜ標高の高い場所のほうが空気が薄い、つまり酸素が少ないのかというと、それは気圧が低いからです。

酸素濃度は気圧が低くなるほど低くなります。たとえば富士山頂の気圧は約 650 hPa なので、1 気圧（= 1013 hPa）の平地と比べて酸素濃度は約 2 / 3 にまで下がります。

さらに気体が水に溶ける割合は、圧力に比例します。炭酸飲料のボトルを開けると気泡が大量にでるのは、高圧がかかっていたボトル内の圧力が下がり、二酸化炭素が溶けきれずに出てきてしまうからです。同じように、気圧が下がると酸素が血液に溶け込むことのできる量が少なくなり、酸欠になりやすくなるというわけです。

これは私たちの日常生活にも関係があります。台風の接近などで気圧が下がっているときに頭痛や吐き気、生あくび、眠気などの症状が現れるのは、脳や身体が酸欠状態になっているからなのです。

そのほかに温度と湿度も酸欠に関係があります。温度と湿度が高いほど空気中の水分の割合が増え、その分酸素の量が減って酸欠の原因になります。

とはいえこれらの変化は微小なものなので、普段から十分に水分をとり、頭蓋骨の関節や横隔膜、胸郭が固まっていなければ、大きく体調を崩すことはありません。日頃のケアが重要です。

第三章

様々な症状と
自律神経の関係

頭部の症状

頭部の特筆すべき点は、心臓より上にあるということです。心臓がしっかり働き、その圧力によって血液を上昇させる必要があります。さらに頭部には多くの神経や感覚器官が集中しており、視覚、聴覚、嗅覚、味覚、という五感のうちの4つの感覚器官がひしめいています。

極めつけには脳という、膨大なエネルギーを消費する器官が存在します。一日に消費するカロリーのうち、成人なら約 20 〜 25 ％、5 〜 6 歳の子供であれば 60 ％ものカロリーが脳によって消費されると言われています。

これだけのエネルギーを運ぶ血液を重力に逆らって送り込み、頭部を正常に機能させるには、かなりの血流が必要になります。血流とはすなわち水分。頭部における不調のうち、最も関連性が高いものが実は「脱水」なのです。

・脱水によって血液が不足する。
・血液の不足により酸欠になる。
・血流不足によって循環不良になり頭部にリンパ液が溜まる。

頭部における不調のほぼすべてがこのパターンのどれかで起こります。

目の症状

目の疲れ /
目の乾き（ドライアイ）/
目の奥の痛み / 視力の低下 /
視野狭窄 / 飛蚊症 /
白内障 / 緑内障

耳の症状

めまい / 耳鳴り / 突発性難聴 /
聞こえの悪さ / 声の反響

鼻の症状

慢性鼻炎 / 匂いがわからない /
花粉症 / 副鼻腔炎（蓄膿症）/
鼻で呼吸しにくい

口の症状

唇の乾燥 / ドライマウス /
歯ぎしり / かみしめ / 口内炎 /
味覚異常

脳の症状

思考力の低下 / 想像力の低下 /
集中力の低下 / 物忘れ /
ネガティブ思考 / 認知症 /
脳血管疾患

顔の症状

まぶたが下がる（眼瞼下垂）/
まぶたの痙攣 / 顔色のくすみ /
顔のむくみ / しわ / 肌の乾燥 /
吹き出物

頭痛

頭痛はほとんどの場合、頭部の血管周辺にある痛覚が反応する痛みです。緊張や脱水で血管内の水分が慢性的に不足すると、毛細血管が細く硬くなります。硬い血管を無理に拡げたり縮めたりと急激に動かすことで、血管に無数にある痛覚が反応して痛みを引き起こします。

慢性頭痛を訴える人の多くは単純に水分不足です。正しい水分摂取については第二章「自律神経と不調の原因」の「脱水」の項目 (p.23 - p.25) を確認しましょう。体重 × 30 ml が理想で、コーヒーや緑茶などカフェインを含むものは逆効果になります。

頭痛にはいくつかのパターンがあります。分類別に見ていきましょう。

緊張型頭痛

交感神経が優位になり身体が緊張することで、頭部の毛細血管が過度に収縮して感じる血管の痛みです。頭部全体もしくは一部が締め付けられるような痛みを感じます。血管が拡張すると収まるため、頸部や身体を温めることで軽減します。

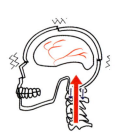

片頭痛（拡張型頭痛）

緊張型頭痛とは逆に、収縮していた毛細血管へ多量に血液が流れ込み血管が拡張する際の痛みです。水分不足や低血圧など、元々の頭部への血流が弱いと起こりやすくなります。血流が激しくなるとき（入浴後、運動後、飲酒後、過度な緊張の後など）に痛むので、頸部、患部を冷やすことで和らぎます。

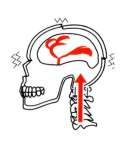

気圧変化による頭痛

頭蓋骨には気圧変化に合わせて内部圧力を調節する働きがありますが、歪みや癒着があってうまくいかないと、引っ張られたり押しつぶされるような痛みが出ます。この痛みは高低差や乗り物のスピードの変化でも起こります。また、低気圧によって酸素が薄くなることで酸欠を起こし、緊張型頭痛と同じような血管の収縮による痛みが出ることもあります。

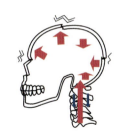

脳血管や脳腫瘍による頭痛

レアケースではありますが、上記以外に激しい痛みや急激な異常を感じた場合は病的な原因が考えられます。我慢せずに病院へ行くことをおすすめします。

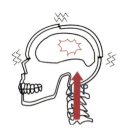

COLUMN

頭が重い、は比喩じゃない？！

よく頭部の違和感について「頭が重い」と訴える方がいますが、実はこれは例えでもなんでもなく、物理的に重くなっています。

頭部の血流が慢性的に循環不良を起こしていると、老廃物が脳脊髄液に蓄積し比重の重い液体になります。他にも、頭部から心臓に戻るはずの血液やリンパ液が首の硬直などで滞留すれば、その分だけ頭部の体液量が増え、重くなります。

たった数十グラムの違いかもしれませんが、人間の身体はその変化にしっかりと気づいて不調を感じているのです。

めまい・耳鳴り

近年めまいの症状を訴える方が増えています。めまいは「不定愁訴（病気ではないが具合が悪いことの総称）」とみなされることが多く、病院へ行っても根本的な解決に至らないことがよくあります。

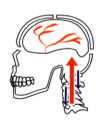

正常な状態

めまいの多くは内耳の圧迫に原因があります。心臓から頭部へと上がってきた血液がまた心臓へと戻る循環が滞ると、体液が水風船がふくらむように頭部に溜まってしまいます。その体液が内耳を圧迫して起きるのがめまいです。

首回りを温めて静脈をゆるめると一時的に症状はやわらぎますが、根本的に解決するには頭蓋骨内の圧を下げる必要があります。首や鎖骨周りの筋肉をほぐし、表情筋や顎周りをゆるめて循環経路を確保します。

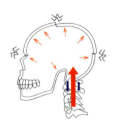

体液で圧迫

めまい（じっとしていてもなる場合）

内耳には三半規管という平衡感覚を司る器官があります。そこに圧迫が生じ、センサーに異常が出ている状態です。ぐるぐる回る、ふわふわ揺れる、など圧迫の場所や強さによって症状の現れ方が変わります。

めまい（頭の位置を変えると出る、頭位変換性めまい）

三半規管内のリンパ液のめぐりが悪く、老廃物が溜まっていると、まれに耳石と呼ばれる老廃物の塊が内壁から剥がれて遊離することがあります。この耳石が頭の動きによって移動してセンサーに触れることによってめまいが生じます。頭部の水分をどんどん入れ替えることで耳石は溶けて流れてなくなっていきます。

耳鳴り

内耳の圧迫によって音を感知するセンサーが圧迫されると音が鳴っているように聞こえます。また内耳の入り口付近に圧迫がかかると外の音が聞こえにくくなったり、頭部の中の音（自分の声や咀嚼音）が響いて聞こえることもあります。

メニエール病

内耳の中のリンパ液が増大したことで圧迫を受けることによるめまい、耳鳴りなどの症状につけられる病名です。頭部の循環を正常化させることが重要です。

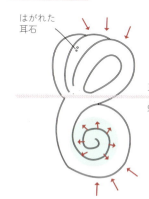

内耳の模式図

- はがれた耳石
- 耳石が転がる **頭位変換性めまい**
- 体液で圧迫 **めまい**
- 三半規管（平衡感覚）
- 蝸牛（音の感知）
- 中から圧迫 **メニエール病**
- 外から圧迫 **耳鳴り**

COLUMN

身体の中にできる石

内耳にできる「耳石」の他にも、胆のうの胆石、腎臓の腎結石など、体内に「石」と名の付くものができてしまうことがあります。これらの「石」は体内の老廃物が凝縮してできたものです。

水分が不足すると老廃物は流れずにどんどん溜まっていき、溜まった老廃物同士がくっついて固まり「石」になります。筋肉の「コリ」もこの仲間で、乳酸という老廃物が固まったものです。

水分をしっかり摂って予防しましょう。

目の諸症状

身体の不調のわかりやすい部分として、目に感じる諸症状があります。
目には多くの脳神経（12種類のうち4種類）が接続していて、そのうちの第3脳神経である動眼神経に自律神経が含まれています。

目の動きの多くは無意識のものですが、まぶたを持ち上げる、ピントを合わせる、などを意識して行うこともできます。実は動眼神経は無意識に動く自律神経と自覚して動かせる運動神経の二重支配を受けている特殊な部位で、このような部位には自律神経の異常のサインがわかりやすく現れます。

視界が眩しい・暗い

動眼神経の中での自律神経の役割は主に光量の調節です。虹彩（こうさい）と呼ばれるドーナツ型の膜（目の色の付いている部分）を伸ばしたり縮めたりすることで瞳孔（真ん中にある黒い穴の部分）の大きさを変化させ、光量を制限します。この調節がうまくいかないと、視界が眩しく感じたり、逆に暗く感じたりといった症状が現れます。

物が見えづらい・はっきり見ようとすると疲れる

レンズ部分に相当する水晶体の厚さを調整するのも動眼神経の役割です。
ここでは主にピントを合わせるための働きをしているので、動眼神経の伝達が不十分になると物が見えづらくなったり、はっきり見ようとすると疲れる、などの症状が現れます。

目にゴミが入りやすい・眼瞼下垂（がんけんかすい）

まばたきや、まぶたを持ち上げる動きも動眼神経の働きです。この働きが弱まると、まばたきが減って目にゴミが入りやすくなったり、目を開けてもまぶたが持ち上がりきらず、目が細く見えたり、眠たそうに見えたりします。眼瞼下垂と診断される場合も、まぶたを持ち上げる命令を伝える動眼神経の中にある自律神経の伝達不良が大きく関わっています。

目の乾き（ドライアイ）

目の乾きを感じる場合は、動眼神経の衰弱でまばたきが少なく乾きやすくなることに加え、眼球付近の脱水が考えられます。水分摂取量が少なく水分不足になっていたり、頭や首まわりが硬直し血流が悪くなっているのが原因となることがほとんどです。

目の奥が痛む

目の奥に痛みを感じる症状は、蝶形骨と呼ばれる眼球の後ろにある骨の位置がずれている場合に起こります。蝶形骨の中央には視神経（光や色を伝達する神経が束になったもの）を通すための穴が空いており、蝶形骨の位置がずれてしまうと視神経が引っ張られて違和感を感じるようになります。

眼球が飛び出て見える

首肩まわりの強い緊張により頭部に血液が溜まっていると、水圧によって眼球が前に押し出され、飛び出ているように見えます。眼球と同様に内耳にも水圧がかかり、めまいや耳鳴りを併発することがあります。

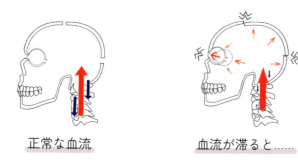

正常な血流　　　　血流が滞ると……

頭部から戻る血流が滞ると水圧が高まり、眼球が押し出される

様々な目の症状に関わる動眼神経は、自律神経の中でも脳からの物理的距離が最も短い部分です。この距離で伝達不良を起こしているならば、距離の遠い他の器官（特に内臓）には同等以上に伝達不良が出ていることが予想されます。

もし現時点で自覚症状が出ていない場合でも、以下のような様々な部位の不調を併発しているかもしれません。目に関する症状が出ている方は、改めて全身のセルフチェックを行うことをおすすめします。

・心肺機能の不調による全身の血行不良（冷え、むくみ、低血圧、低体温）
・胃腸の不調（胃もたれ、胃痛、逆流性食道炎、便秘、下痢）
・子宮、卵巣などの不調（子宮内膜症、子宮筋腫、卵巣嚢腫）
・腎機能の不調による背中の痛み、頻尿
・肝機能の不調による疲れやすさ、二日酔い
・全身の緊張状態による不眠、うつ

目は口ほどに物を言う、という言葉もありますが、目の動きを良く観察することで、自律神経の状態をチェックすることができます。不調のサインを見逃さないようにしましょう。

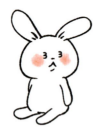 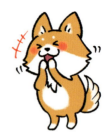

目は口ほどにものを言う？

あごまわりの症状

歯や顎のトラブルも、自律神経に深い関わりがあります。
緊張や集中しているときに、ぐーっと強く歯と歯を噛み合わせていることがあります。自律神経が強い緊張状態にあると、上顎と下顎をつないでいる咬筋（噛むときに使う筋肉）が無意識に強く収縮するのです。この状態が慢性化すると、様々な症状を引き起こします。

噛みしめ・歯ぎしり

咬筋に緊張が出ていると、寝ている間に頬の内側の皮膚を噛んで口内炎ができたり、ギリギリと左右に歯を擦り合わせていることがあります。このような「噛みしめ」や「歯ぎしり」は寝ている間に起こることが多いため、本人が自覚しづらく、家族に指摘されて初めて気が付くことも少なくありません。

歯の欠け・割れ・顎関節症

顎の力は非常に強く、自分の体重と同じ位の力が出ると言われています（体重が50 kgの人には50 kg程度の噛む力がある、ということです）。
緊張状態ではこの強い力を無意識に使っているため、かなりの疲労が溜まります。使いすぎた咬筋にはコリが溜まり、ひどいときには口が十分に開けられなくなります（顎関節症）。
奥歯がその荷重に耐えきれず、割れや欠けが起きることもあります。そうやって傷付いた奥歯が虫歯になったり、痛みが出ることにもなります。

虫歯・歯周病

唾液を分泌させるのも、自律神経の役割の一つです。緊張していたり自律神経の働きが弱くなっていると、唾液の分泌が減り、口の中が乾燥してしまいます。
唾液が減ると口腔内の酸性度が増して歯が弱くなり、菌が繁殖しやすく虫歯や歯周病の原因にもなります。

内臓と自律神経

内臓と自律神経はとても密接に関係しています。ほとんどの臓器は平滑筋という筋肉でできていて、私達の意思で自由に動かすことはできません。この平滑筋を動かすための命令を伝えているのが自律神経です。自律神経が交感神経優位の状態にあると、内臓に大きく二つの反応が起きます。

1. 心臓、肺が過剰に働く
2. 胃腸、腎臓、子宮などの働きが鈍くなる

これらの反応は、交感神経が働くような危機的状況において重要な役割を持つ臓器の活動を優先するために起こります。心肺機能は逃げる、闘うといった行動の際に脳や筋肉へ多くの酸素を送る必要があるので活発になります。逆に消化吸収や排泄などの機能を持つ臓器は、一時的に活動が鈍くなります。

自律神経に起因する内臓の不調は大抵、臓器の「働き過ぎ」または「働かな過ぎ」という形で現れます。ここに記載された症状リストは、それぞれの臓器が過剰な緊張状態にあることで起きる症状です。当てはまる症状が多いほど、自律神経が過剰に緊張している状態だと捉えることができます。

胃の症状

食欲不振 / 胃痛 / 胃もたれ / 逆流性食道炎 / 胃酸過多 / 猫背になりやすい

肺（横隔膜）の症状

呼吸が速い、浅い / 貧血 / 慢性呼吸器疾患（喘息など）/ 風邪を引きやすい / 乗り物酔いをしやすい / つわりがひどくなりやすい

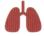

小腸の症状

食べても太らない / 薬が効きづらい / 水を飲むとお腹がチャプチャプになる / お腹が張って膨らんでしまう

大腸の症状

過敏性腸症候群 / 便秘、下痢 / ガスがたまる / 肌のくすみ / 体臭が強くなる

肝臓の症状

二日酔い（アルコールの分解が遅い）/ 皮膚や眼球が黄色っぽくなる（黄だん）

心臓の症状

低血圧 / 高血圧 / 徐脈 / 頻脈 / 心疾患（心筋梗塞、心不全など）

子宮、卵巣の症状

生理が重い / 子宮筋腫 / 子宮内膜症 / 卵巣嚢腫 / 生理不順 / 妊娠しにくい / 女性ホルモンの低下

腎臓の症状

頻尿 / 過活動膀胱 / 全身のむくみ / だるさ / 冷え / 肌のくすみ / 体臭

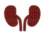

胃の不調

身体が緊張状態になると無意識に硬直してしまう部位の一つが胃です。

胃は口から肛門までを繋ぐ消化器官のうちの一つで、主に「消化」を司る器官です。消化とは、食べたものを体内に取り込める大きさまで細かくする、という意味で、消化液（強酸性の液体）と食物を混ぜ合わせて溶かします。細かくする、という意味ではミキサーのような役割と言い換えても良いかもしれません。

消化器官は基本的に「身体が次のエネルギーをチャージする」ために必要な器官です。そのため、「闘う、逃げる」といった交感神経が働いている時には停止し、副交感神経が働きリラックスした状態（安全安心な状態）の時に強く作動するように作られています。

つまり「消化器官が動く ＝ 副交感神経が優位になっている」ということです。

逆に慢性的な緊張状態が続いてしまうと、消化器官全体がほとんど動かなくなり、食欲不振や消化不良、便秘や下痢など様々な不調を引き起こします。

硬直した胃は食べ物を受け入れた際に膨らむことができないため、食べる量が自然と減り小食になります。さらに、消化液が十分に出ず、混ぜ合わせる動き（ぜん動運動）も弱いのですべてを消化し切るのにとても時間がかかります。

消化しにくいもの（脂質の多いもの、食物繊維の多いもの）が入っていると胃に負担がかかり、胃もたれや胸焼けを引き起こすことがあります。無理にたくさん食べると、過剰な消化液が逆流して食道や喉が炎症を起こします（逆流性食道炎）。

酷いときには胃壁そのものが消化液で炎症を起こし、最悪の場合、胃壁に穴が空き、強酸性の消化液が胃の外へ漏れ出します。こうなった場合、やけどを起こしているような状況なのでかなりの痛みが生じます。

胃に限らず、ほとんどの臓器が最低限しか痛覚を持っていません。
特に良く動く臓器（胃、腸、子宮など）は動くたびに痛みが出ると都合が悪いので元から痛覚が少なく作られています。

それにも関わらずこれらの臓器に痛みが出ているということは初期症状を超えて、何らかの問題が進行しているサインであることが多いです。

胃の痛みが出ている場合は

・細菌、ウイルスが爆発的に増えて炎症している痛み
・自分の免疫細胞から誤作動で攻撃を受けている痛み（自己免疫系の炎症）
・緊張による強い収縮からくる痛み
・胃酸で胃壁が溶かされている（炎症している）痛み
・ポリープ、腫瘍などがある痛み

などが原因であることが考えられます。痛みを感じたら、すぐに原因を調べて適切に対応することが重要です。我慢できるから、忙しいから、と放置してしまった場合、重篤な状態になって手遅れとなるケースもあるのです。

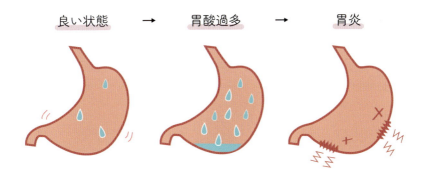

良い状態　→　胃酸過多　→　胃炎

胃酸が適度に作られ、ぜん動運動によって食べ物と効率よく混ぜ合わせるので消化が速い。

胃酸の量をコントロールできず作りすぎている。胃の動きも弱まり下方へ胃酸がたまりやすくなる。

胃壁のバリア機能がうまく働かず、自分の胃酸で胃壁が溶かされ炎症している。

小腸の不調

小腸という器官を意識する方はそれほど多くありません。痛みが出にくく、腫瘍などもできにくい臓器のため、問題になることが他の臓器に比べ少ないからかもしれません。しかし、私たちの健康にとって小腸の役割は非常に重要です。

小腸は食物の「吸収」を担う器官です。胃で細かく消化された食物は十二指腸でアルカリ性の胆汁や膵液と混ざり、弱酸性に調整された後、さらに小腸へと送られます。小腸では腸壁から分泌される消化酵素が食物をさらに細かく分解し、腸壁にある無数の穴を通れる大きさになった栄養素が毛細血管やリンパ管に吸収されます。

ブドウ糖、アミノ酸、短鎖脂肪酸などの粒子の細かいものは毛細血管に吸収され肝臓で解毒された後、心臓へ戻り全身に送られます。鎖の長い脂肪酸、グリセリンなどのやや大きい粒子のものはリンパ管に吸収され、鎖骨下の大静脈から血管に入り、全身に送られます。

吸収が二系統に分かれているのは、大きな粒子が毛細血管を詰まらせることを防ぐためです。食べたもののうち食物繊維を除く全ての栄養素は、小腸から身体の内側に入り栄養となります。すべての栄養素の中にはもちろん水分も含まれます。

しかし、慢性的な緊張状態が続くと小腸も硬直してしまいます。小腸が硬直すると、消化酵素の分泌が難しくなるだけでなく、組織が萎縮して栄養素が内側に浸透しにくく、吸収しづらくなります。

柔らかい土に雨が降れば水はすんなりと浸透しますが、コンクリートに雨が降っても水は浸透しません。小腸も同様で、硬直すると栄養素や水分の吸収効率が落ちてしまいます。緊張している身体は水分や栄養素を受け付けにくくなるのです。

こうなってしまうと、同じ内容の食事をとっていても吸収できる栄養素の量が大幅に減ってしまいます。せっかく口から摂取した水分や栄養分の多くが吸収されず、便として排出されてしまうことになります。

以下のような症状は小腸の不調から起こります。

・食べている割に太れない
・食べているのにお腹が空いてしまう
・お水を飲むのが苦手
・お水を飲むとお腹がチャプチャプする
・便が常にゆるい、多い

小腸は痛覚も少なく、温度が高くて免疫細胞が働きやすいことから腫瘍ができにくい臓器でもあります。そのような理由もあり、不調の自覚が難しいのが小腸の特徴です。痛みなどの分かりやすい不調が現れていなくても、上に書いているような症状が続いた場合は小腸の不調を疑いましょう。

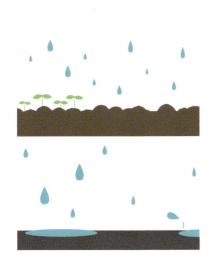

耕した畑のような柔らかい土は、水分と栄養を素早く吸収することができます。

アスファルトなどの固い地面では水分が吸収されず、そのまま表面を流れてしまいます。

水分の吸収と小腸の固さの関係は、雨の日の地面に例えられます

大腸の不調

大腸は便を形成する器官として広く認知されていますが、実際にはもっと複雑な役割を担っています。大腸には大きく分けて次の3つの働きがあります。

・便に残った水分、栄養分の吸収
・便の硬さの調節
・便の貯蔵（直腸）

大腸が水分を吸収して便を硬くする、ということはよく知られていますが、更に大腸は吸収の後に、便を滑らかにするための粘性がある大腸液の添加もしています。このバランスで便の状態をコントロールし、腸壁や肛門を傷つけず、また周囲を汚さない適切な固さの便を排出しています。これは、身体や排泄場所を清潔に保ち感染症のリスクを低減するための機能です。

大腸の不調として挙げられるのが便秘と下痢です。この二つは真逆の症状だと考えている方が多いのですが、実はそれは全くの誤解です。

お伝えしたとおり、大腸は便の水分を調整する器官です。副交感神経から大腸への命令がスムーズに伝達されていれば、大腸は水分の量を適切にコントロールして、ぜん動運動によって定期的に便を排出してくれます。しかし、ストレスで身体が緊張状態に陥って副交感神経の機能が妨げられると、大腸への命令は弱くなり、大腸は動きを停止してしまいます。

こうなると大腸は便の水分量をコントロールできなくなり、食べ物に含まれる水分量に大きく左右される便の状態で排泄が行われます。つまり水分摂取量が不足していれば便秘に。水分の多い食事をしたり、食事中の水分摂取量が多ければ軟便が出るということになります。

便秘と下痢はいっけん真逆の症状に見えますが、どちらも副交感神経の働きが弱まり、大腸の機能が弱まっていることによって起きるのです。

また、肛門付近が傷つきやすく痔になりやすい人は便の酸性度、アルカリ性度が偏っていることが考えられます。胃酸などの強酸を胆汁、膵液、大腸液などで中和しきれなければ便が酸性のまま排出されます。逆に胃酸が弱まっていると、胆汁、膵液、大腸液などで便がアルカリ性に偏った状態で排出されます。

便は酸性、アルカリ性、どちらに偏っていても肛門付近の皮膚を傷つけてしまいます。これもやはり、緊張状態により副交感神経の働きが弱まり、消化器系の内臓機能が弱まっていることを示唆しています。

COLUMN

腸内細菌の住み分けと体温

腸内細菌には大きく分けてヒトに有益な善玉菌、有害な悪玉菌、どちらでもない日和見菌の 3 タイプが存在します。よく「善玉菌は小腸に、悪玉菌は大腸にいる」と説明されますが、なぜ菌によって住む場所が異なるのでしょうか？　実は、好む温度がそれぞれ違うのです。

善玉菌は 38 〜 40 度といった比較的高めの温度を好み、身体の中央に近い小腸を好みます。逆に悪玉菌は 35 〜 37 度などの低い温度を好み、身体の外側（肛門）に近い大腸に好んで住みます。

測定体温で 36.5 度以上あれば体内温度を 37 度以上にすることができます。そうすると大腸の温度も上がって善玉菌が住める範囲が増え、腸内環境もより良くなる、というわけです。

体温は大変重要で、白血球とがん細胞もそれぞれ高体温と低体温を好んでいたり、体温が低くなるほど、様々な疾患のリスクが上昇することが分かっています。適切な栄養と水分、運動習慣で全身の細胞を働かせて体温を上げ、病気知らずの身体を作りましょう。

腎臓（頻尿）

身体が無意識に緊張するとき、他の部位よりも強く緊張が出る場所が 4 ヶ所あります。顎周り、首回り、胃、そしてこの腎臓です。

獲物を狩るとき、あるいは敵から逃げるとき、いちいち尿意を覚えて集中力を欠いていては生き残ることができません。腎臓から膀胱にかけての泌尿器は「闘う、逃げる」といった行動をとる際に、真っ先にその働きが鈍くなる臓器のひとつなのです。

腎臓は、血液から不必要なものを濾し取っていく濾過装置の役割をしています。腎臓が柔らかく、血流が一定に流れ込んでいるとき、人間は一日に 1 〜 1.5 リットルの尿を排出すると言われています。これだけの量の尿が出ていれば、腎臓が正常に動いている証拠です。

しかし緊張により腎臓が収縮すると、毛細血管が細く狭くなり、腎臓へ流れ込む血液が極端に減ります。そうすると腎臓の濾過能力が低下し、処理できる尿の量が減ってしまいます。

腎臓で処理された尿を貯蔵するのが膀胱です。膀胱は、尿が入ってきた分ゴム風船のように膨らみ、一定の量を貯められるようになっています。
しかし尿の量が減った状態が続くと、その伸び縮みの運動も弱まり、徐々に固くなっていってしまいます。こうなってしまうと、まるで小さなコップのようにほんの僅かな量しか貯めておくことができません。

頻繁に尿意が訪れ、トイレに行くがほんの少ししか出ない、といった頻尿の症状は、こういったメカニズムで起こっています。

このように尿がうまく作れないでいると、血液中の老廃物がいつまでも除去されず、どんどん汚れていってしまいます。そうすると、どのようなことが起こるでしょうか。

血液が一定以上汚れていると、人間の身体は「疲労感」として感知するため、疲れている、だるい、といった状態に陥ります。

さらに血中老廃物の濃度が高くなり体中に老廃物が蔓延した場合、コリができやすくなる、眼球や皮膚の色が黄色っぽくなる、足先などの先端に痛みが生じる（尿酸が石灰化して通風になる）などの症状が現れます。腎臓の収縮痛で背中に鋭い痛みが出ることもあります。

やがて老廃物が濃縮した血液は血管をつまらせてしまいます。腎臓や眼球、手足の先などの毛細血管がつまることで、その機能が完全に使えなくなってしまうと、いわゆる「腎不全」となり、定期的な血液クリーニング（人工透析）が必要になってしまいます。

セルフケアとしては、まず水分をしっかり摂ることです。頻尿の方は水分摂取を控えがちですが、腎臓と膀胱を動かさなければ余計に固くなってしまいます。そして背中、おなかなどをよく温めてあげること、ストレスをなるべく和らげ緊張を取り除くことも重要です。

腎臓は腹膜の外にあります。背中側に最も近い臓器のため、腎臓が硬直すると背面に痛みが出ることがあります。

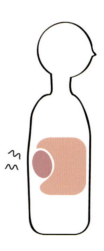

背中の痛みは腎臓の不調かも

子宮周りの症状

女性の身体の中で、特に自律神経の緊張状態の影響を強く受けるのが子宮、卵巣などの女性器です。その存在意義は「子孫を残す」という一点のみで、子宮や卵巣が存在しなくても生命としての維持機能には問題がありません。生物には基本的な目的として遺伝子をコピーすること、つまり「子孫を残す」というプログラムが予め組み込まれています。その「子孫を残す」というプログラムが開始されるのには、必要不可欠な条件が3つあります。

・十分に成熟した状態に育っていること
・栄養状態が十分に満たされていること
・安全安心が十分に確保されていること

「十分に育っている」とは、内臓、筋肉、骨格などが子孫を残すために必要な状態まで成熟していることです。日本人の女性であれば概ね 12 〜 17 歳前後で生理がはじまり、身長の伸びが落ち着いた頃が成熟の目安になります。

「栄養状態が十分」というのは、毎日定期的に栄養が運ばれ（食事ができていて）、必須な栄養素（脂質、タンパク質、ビタミン、ミネラル）が足りていることです。体脂肪が極端に少なかったり、栄養が偏っていたり、食べられないタイミングが断続的にあったりすると、身体が子孫を残すことを後回しにしてしまいます。

「安全安心が十分」というのは、衣食住が整っており、日常的な脅威にさらされておらず、リラックスした状態でいられる、ということです。この条件が満たされていないときに妊娠してしまったら、母体が逃げ遅れたり、さらなる危険にさらされる可能性が高まることが容易に想像されます。

ストレスが強く慢性的な緊張状態にあるときには、危険に陥りそうな状況を避けるため、妊娠を中断（流産）させたり、受精卵の着床を拒否したり、排卵を中止したりといった対策を、意思とは無関係に身体が行ってしまうことがあります。

水分や酸素、栄養が不足すると、身体はそれらを緊急性の高い臓器に優先的に届けます。子宮や卵巣、乳房などの生殖器官は優先順位が最も低くなります。

卵巣への酸素供給が絶たれると、排卵が遅くなったり、エストロゲン（卵胞ホルモン）、プロゲステロン（黄体ホルモン）等の女性ホルモンの産生が減少します。

子宮の水分が不足すると組織が硬直し、内膜を剥がして経血として排出する収縮運動が弱まります。生理時の出血が終わるのに時間がかかったり、内膜が残留して子宮内膜症、経血の逆流が起きて卵巣嚢腫などに発展していきます。

子宮が硬直すると毛細血管をうまく伸ばせず受精卵が着床しづらいため、妊娠しにくくなります。アスファルトの上の種が根を張れないようなものです。また、子宮が硬いときに骨盤と子宮をつなぐ靭帯を動かすと無理な引っ張りが生じ強い痛みを感じます。この硬直を放置すると、子宮筋腫に発展するおそれがあります。

自律神経の緊張状態と子宮周りの症状は密接に関係しています。臓器の硬さはレントゲンやエコーに写らないので、症状が出ていても検査では問題が露見しないケースも非常に多くあり、注意が必要です。

COLUMN

自律神経と女性ホルモンの二重支配

実は子宮の動きは自律神経と女性ホルモンの2つのコントロールを受けています。自律神経からは「交感神経→収縮、緊張」「副交感神経→拡張、弛緩」といった命令が出ますが、同様に女性ホルモンからも「エストロゲン→収縮、緊張（生理をおこさせる）」「プロゲステロン→拡張、弛緩（着床環境を整える）」という命令が出ています。

妊娠中には緊張からの不意の収縮による流産を防ぐため、プロゲステロンが作用し続け、母体と赤ちゃんを守っています。とはいえ度を超えたストレスがかかれば、プロゲステロンの作用よりも強く交感神経の命令が届き、妊娠を継続できなくなる可能性もあります。妊娠中はなるべくストレスの少ない生活を心掛けてください

呼吸が浅い

皆さんは、こんな症状に心当たりはありませんか？

肩こり、腰痛などの筋肉の痛み、頭痛、眠気、だるさ、体の冷え、むくみ、肥満、貧血、めまい、耳鳴り、生理痛などの婦人科系疾患、鼻炎や花粉症などのアレルギー症状、不眠、便秘、イライラ、不安感……

誰もがひとつくらい当てはまるのではないでしょうか。実はこれらの症状は慢性酸欠が根本原因かもしれません。

呼吸が浅い、と言われたこと、感じたことはありますか？　現代の日本では、デスクワークや運動不足、ストレスでの過剰な緊張などさまざまな理由で浅い呼吸がクセになっている人が増えています。浅い呼吸が続くと、体は知らず知らずのうちに酸欠状態になります。これが慢性酸欠です。

酸素が不十分だと、全ての細胞で十分なエネルギーが作れません。酸欠状態は本能的に「危機的状況」と脳で判断され、体は無意識に緊張します。その結果、ストレスを感じやすくなったり、肩や首などが硬くなったり、眠れなくなったり、と体のあらゆる部分に影響が出てきます。

そもそも呼吸とは一体何でしょうか。一言で言えば、エネルギーを作り出すのに必要な酸素を取り入れ、不要になった二酸化炭素を体外に排出することです。

呼吸によって取り込んだ酸素は、血液の中の赤血球と結びつき、全身にある一つひとつの細胞に運ばれます。細胞では同じく血液によって運ばれてきたグルコース（糖分）が分解され、細胞内のミトコンドリアでエネルギーに変換されています。その変換の際に燃料のような働きをしているのが酸素です。

この反応の結果、ATPと呼ばれる生物のエネルギー源が産生され、副産物として水と二酸化炭素、熱が発生します。こうやって人間は糖分と酸素からエネルギーを得ながら、同時に体温を維持しています。

慢性酸欠に深い関わりのある骨格、筋肉は多くありますが、代表的なものが横隔膜と肋骨です。肺を動かすための横隔膜ですが、浅い呼吸が続いていると、筋力が弱ってしまったり、人によってはこり固まって動かなくなってしまう人もいます。肋骨は肺を囲むように鳥かご状の胸郭を形成していて、呼吸の際には、このかごの部分が上下運動をします。この動きが不十分だと肺に十分な量の空気が入りません。

また、頸椎や胸椎も重要です。本来はしなるように動くのですが、この部分の筋肉、骨格が固まると、肺を動かすための細かい筋肉が動かなくなってしまいます。

呼吸に関係する問題を改善することは、身体に劇的な効果をもたらします。人間は一日約2万回もの呼吸をしていると言われています。例えば筋肉の動きを改善して、一回の呼吸量が10ml増えたとしましょう。10mlは、だいたい目薬の容器一本分くらいの量です。これを一日分に換算すると、なんと約200リットルにもなります。酸素だけで考えても、一日約40リットルの酸素を追加で体内に取り込むことが出来るようになります。利用できるエネルギー量も増え、活発な代謝で体温も上がります。体温の重要性は腸内細菌のコラム（p.47）でもご説明しましたね。

このように呼吸が人間の体にとって本当に大切な役割を担っているにも関わらず、その重要性を真に意識できている人はごくわずかと言わざるを得ません。

日本人の死因の上位は悪性新生物、心疾患、脳血管疾患です。この三つだけで死因の半分以上を占めており、その全てが、いわゆる生活習慣病と言われるものです。つまり、食事や運動、水分摂取量や呼吸機能を改善すれば防ぐことのできる疾患です。

腎不全、認知症なども呼吸の浅さと直結しています。これらもまた、酸素の供給が追い付かず、末端の細胞が壊死した状態からくる症状だからです。人間の身体を最後まで健康に使い切るためには、酸素を切らさないことが大変重要なのです。

高血圧

「整体を受けるようになって、血圧が下がってとても安定してきたんです。」

一年間ほど担当していたお客様から先日言われた言葉です。その方は元々高血圧で上が 170 mmHg ほどあったのですが、今では 120 mmHg ほどで落ち着いています。整体で血圧が下がることを不思議に感じる方もいるかもしれません。しかし高血圧の原因を知っていれば、実に当たり前の結果なのです。

一般的に人間の血圧の正常範囲は、収縮期血圧で 130 mmHg 未満、拡張期血圧で 85 mmHg 未満とされています（諸説ありますが、この指標が一般に広く知られている数値です）。血圧というのはその字の通り「血管にかかる圧力」のことですから、この数値に関わる身体の状態として以下の 3 つを挙げることができます。

・心臓が押し出す血液の勢い
・血管の柔らかさ
・血液の粘性

そして、これら 3 つの要素のほとんどが生活習慣、もっと言えば食事・運動によって大きく変わるのです。まずは血圧の高い人の身体の中で、この 3 つの要素（心臓・血管・血液）がどうなっているのかを考えてみましょう。

・心臓: 激しく動いている（交感神経優位、いわゆる緊張状態）
・血管: 硬い（動脈硬化、動脈中の平滑筋の固着）
・血液: 粘性が高い（ドロドロの血を押し流すには、より高い圧力が必要になる）

聞いただけでもなかなか辛い状態のようです。それぞれの状態を詳しく見ていき、正常に戻すためにはどうれば良いか、一つずつ考えて行きましょう。

１．心臓が激しく動いている

心臓が速く強く動いているのは自律神経のうちの交感神経が強く働いているから
です。交感神経は「闘争と逃走の神経」と呼ばれ、肉食動物が狩りをするときや、
草食動物が敵から逃げるときなどに強く働きます。

人体は必要に応じて交感神経と副交感神経のバランスをとっていますが、強いス
トレスなどで緊張状態が続くと、身体は緊張状態を記憶してしまいます。そうな
ると安静状態でも危機的状況と同じように心臓が強く動き続けてしまいます。

これを解消するにはまず脳への血流・酸素供給を増やすこと。そして十分な水・
栄養・酸素の摂取を継続し、危機的な状況ではないことを身体が記憶しなおす必
要があります。

２．血管が硬い（動脈硬化）

身体中に血液を送り出す動脈は、静脈と比べ血管壁の中に平滑筋という筋繊維を
多く持ち、その筋肉によって自ら拡張・収縮します。微弱ながらポンプの役割を
しているわけです。体を動かさないで長時間血管に刺激を与えないでいると、そ
の平滑筋がどんどん硬くなっていきます。

筋肉が動かなくなると、そのまま血管自体が硬くなっていき、そこに血液の汚れ
が沈着して内側からも固まっていきます。これが動脈硬化です。血管は体の様々
な場所にあり、筋肉や関節とも密接に繋っています。そのため、筋肉や骨格が
硬くなるのも血管を硬くする大きな原因になります。

対処法としては、まず水分をしっかりと摂取すること。そして筋肉骨格が滑らか
に動けるよう適度な運動をするのが効果的です。運動不足の人が急激に運動する
と、硬く脆くなった血管が傷つき痣（あざ）ができたり、動脈瘤が破裂する危険
もあります。ストレッチなどで十分に体をほぐしてから運動を始めてください。
不安な場合は整体やストレッチをプロに任せることも検討しましょう。

3．血液の粘性が高い

血液のドロドロ具合は主に水分不足によるものです。血液が脱水で濃くなっている状態、とも言い換えられます。脱水で血中のナトリウム濃度が上昇した状態が続くと、その濃さを身体が記憶してしまいます。こうなると、血液の濃さを保つために味の濃い食事を好むようになってしまいます。血管にダメージを与え、血管の硬さにも影響してしまいます。

これも解消するにはまず水分です。慣れていないとなかなか飲み進まないこともありますが、体重×30mlの水分（カフェイン、糖分、アルコールの入っていないもの）を毎日しっかりと摂るように心掛け、少しずつナトリウム濃度を下げていきましょう。血液がサラサラな状態を身体が記憶してくれれば、自然と味の濃い食事に抵抗感を感じるようになっていきます。

交感神経優位の状態を併発していると、内臓の働きが弱まっていて水分をとっても吸収しづらい、ということも考えられます。その場合はおなかを温め、内臓の癒着をほぐしてあげることも有効です。

高血圧には理由がある

これらのメカニズムさえ理解していれば、薬に頼らずとも血圧は正常化するはずです。「高血圧は家系」「親からの遺伝」と言う方もいますが、そんなことはありません。家族で一緒に生活していると、様々な生活習慣が似通っていきます。同じ味付けの食事をしたり、食卓にお水やお茶が出てこなかったり、常飲しているものが緑茶や紅茶、コーヒーなどのカフェイン飲料ばかりであったり……。

当たり前になっていた生活環境を見直すことで、高血圧だけでなく、その先にある様々な生活習慣病から遠ざかっていくことができるのです。

低血圧

高血圧も低血圧も、突き詰めれば同じ自律神経の緊張状態が原因です。身体が緊張状態に陥ると、心臓は強く速く動きます。呼吸も同様に速く浅い呼吸になり、敵に気配を悟られないように身体から発する音を最小限にします。

緊張状態が長時間続くと、胸郭、横隔膜などの呼吸に関わる筋骨格が硬直し、自発呼吸がうまく行えなくなります。これが慢性的な「呼吸が浅い」状態です。呼吸が浅くなると一回の呼吸で入ってくる酸素の量が減少し、身体に十分な酸素が回らなくなります。呼吸をしているのに酸素が足りない、酸欠状態です。酸欠状態になると、自律神経を司る間脳視床下部へと送られる酸素も減少し、「心臓を動かせ」「呼吸をしろ」などといった心肺機能への命令伝達が弱まります。

この心臓への「動け」という命令が弱まることが、低血圧の直接的な原因です。

心肺機能への命令の伝達が弱まることは、他の要因でも起こります。
ひとつは間脳視床下部から心臓へ繋がる第10脳神経（迷走神経）の通り道が阻害されている場合です。頭と首の付け根あたりの筋肉の硬直（首こりの状態）や鎖骨下の筋肉の硬直が起きると、ちょうど迷走神経を押しつぶすような形になってしまい、心肺機能への命令伝達不良を引き起こします。もうひとつは水分・ミネラル不足です。神経細胞と神経細胞の間での電気信号の伝達に必要不可欠な水分、ナトリウムイオン、カルシウムイオンなどが不足していると、体中の神経伝達が弱く遅くなってしまいます。

低血圧は高血圧と同様に、決して体質などではありません。

・水分、ミネラルを十分に摂る
・緊張状態を解除し、リラックスできる状態でいる
・呼吸器周りの筋肉、骨格を柔らかくする
・頭部や首、鎖骨周りの筋肉を柔らかくする

など、不具合をしっかりと取り除けば血圧は正常な状態へと戻っていきます。

全身症状

自律神経の不具合は部位だけでなく、全身の症状へと繋がっていきます。特に心臓や肺などの体中に酸素や栄養素を運ぶための重要な臓器に自律神経が十分に伝達しなければ、心肺機能が弱まり、冷えやむくみなどを引き起こします。

そういった全身症状は病院に行こうとしてもどの科を受診していいのかわかりにくく、不調というよりも体質と思い込み、改善しようという考えに至らないこともあります。

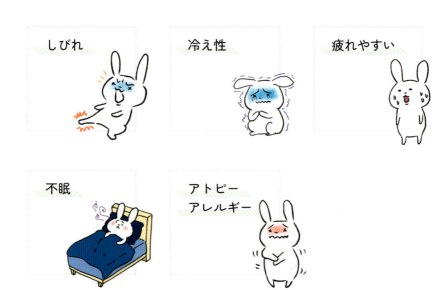

しびれ

しびれのメカニズムは大きく分けて2種類あります。

ひとつは神経の圧迫からくる神経性のしびれです。一般的に身体の「しびれ」と言われたときはこちらを連想するのではないしょうか。椎間板ヘルニアなどで神経の狭窄が起こり、手や足にしびれが出るのはこちらの種類のしびれです。

これは神経そのものが骨や筋肉から圧迫を受け、その先にある感覚神経の受容体部分に誤作動が生じている状態です。しびれは弱く一定になることが多く、時間帯や運動によってあまりしびれ感に変化は出ません。

もうひとつは血管の圧迫や血行不良による血流性のしびれです。
血管周辺には多くの感覚器官（痛覚）が存在します。血管が大きく膨らんだり、小さく縮められると痛覚に小さな痛みが生じます。それが無数に起こることで、しびれたように感じます。

正座をした時のことを想像してみてください。座った直後は変化しませんが、しばらく座り続けていると、ふくらはぎや足裏などに弱いしびれが生じます。これは血管が圧迫され、足の毛細血管が血流不足により収縮しているときのしびれです。圧迫されている限り、しびれは続きます。

そしてこの状態から立ち上がると、血管の圧迫が取れたことで足に急激に血液が流れます。毛細血管が拡張されて血管の痛覚が一気に刺激され、強いしびれを感じます。そして全てが元の状態に戻れば、それ以上しびれは感じません。体感としては強いしびれを短時間、感じることになります。

神経性、血流性、いずれの場合のしびれも、身体の中の線（神経、血管）が圧迫されて起こるもの、という点で共通しています。ではそれらを圧迫する要因はいったい何でしょうか。神経や血管を圧迫してしまう要因は外的要因、そして内的要因の2つに分けて考えることができます。

外的要因とは下着や衣服による締め付け、その時に取っている姿勢などです。先程の正座の例もそうですね。見た目で分かるのでイメージもしやすいかと思います。外的要因によるしびれは、締め付けの弱い下着や衣服に替える、足を組むのをやめる、など意識的に生活習慣を変えることで軽減できる可能性があります。

では内的要因とは何でしょうか。これは緊張状態や水分不足で身体が収縮し、自分で自分の組織を圧迫してしまう、ということです。この要因は身体の内部で起きていることなので、なかなか自分自身で気づくことはできないかもしれません。自律神経の緊張状態による筋肉の強い収縮や、水分摂取量の不足による内部組織の脱水などにより、組織と組織の間は詰まっていきます。身体の中には基本的に空気は存在していません。つまり、水分がなければその分だけ縮こまっていくのです。

そのようにして骨と骨の間が縮まってしまって起きるのが、椎間板ヘルニアなどの症状です。筋肉が縮まり無数にある毛細血管が収縮してしまうと、手足だけでなく皮膚表面などにもしびれが生じることになります。

しびれの種類

神経の圧迫によるしびれ
・弱く一定にしびれが出る（一日のうちで大きな変化がない）
・首周りの神経圧迫→肩・手にしびれが出る（頚椎椎間板ヘルニアなど）
・腰周りの神経圧迫→お尻・足にしびれが出る（腰椎椎間板ヘルニアなど）

血管の収縮によるしびれ
・血液が不足して毛細血管が縮むことでしびれが出る
・身体を圧迫した状態が続くと起こる
・運動不足、水分不足でも起こる

血管の拡張によるしびれ
・血液が大量に流れ込み毛細血管が拡げられることでしびれが出る
・圧迫した状態から解放されると起こる
・急な運動、体温上昇でも起こる

冷え性

冷えは万病の元とも言われており、身体の冷えが手足だけでなく内臓にまで達してしまうと、子宮や胃腸、循環器系の病気の原因になることもあります。実際、平熱が 36 度を下回る場合に各種の健康リスクが高まることも報告されています。

冷え性の方に普段の対策を伺うと「暖かい格好をする」「カイロで温める」などがよく挙がります。温めることはもちろん重要です。しかし冷え性に関しては、以下の「冷えのスパイラル」を解決しなければ根本的な解決にはなりません。

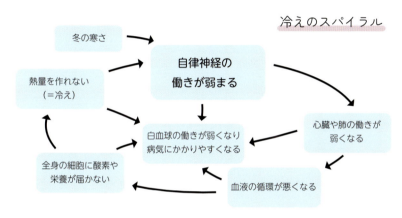

冷えのスパイラル

つまり、全ての原因である自律神経の働きが弱まらないための対策が必要なのです。そもそも何故、冬になると自律神経の働きが弱まるのでしょうか。

それは寒さが「死」に直結するからです。動物が寒さを感じると、死から逃れるために自律神経が緊張し交感神経が活発に働きます。この緊張状態が続くと身体のあらゆる機能が弱ってしまいます。免疫機能が暴走してパニックを起こし関節痛や皮膚炎などを発症したり、精神的にも不安定になります。

私達の身体もまた、寒い冬に慣れるための時間が必要です。ゆるやかな変化であれば、私達自身の自律神経が、徐々に寒さに対応してくれます。変化を減らす、あるいは緩やかにする、ということを意識してください。寒さ対策は「寒い！」と強く感じる前から始めていきましょう。

寒い時期の水分摂取

涼しくなると水分摂取量が減り、脱水状態になっている方が大変多く見受けられます。水分量が足りないと体液循環が滞り、手足の先まで栄養と酸素を運び熱を産生することが難しくなります。また脱水による緊張状態から自律神経にも悪影響があります。寒い時期こそ温かい水分をたくさん摂ることを心がけましょう。

ただし、緑茶、紅茶、コーヒーなどカフェインの入っているものは水分を排出する働きがあるので避けてください。白湯やハーブティーなど、ノンカフェインのものを選んでたっぷりと飲むことをおすすめします。

冷え性3つの対策

１．外側から温める

厚手の靴下を履く、服を着込む、カイロを貼る、お風呂に入る、など外側から温める方法です。一時的な対策としては有効ですが、根本的な解決には結びつかないことを覚えておきましょう。

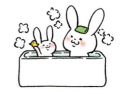

２．内側から温める

食事や水分などで暖かいものを摂ったり、生姜や唐辛子などのスパイスを多く取り入れたりしながら、身体の内側から温める方法です。継続的に行えば一定の効果はあります。しかし外側から温める方法と同様に、根本的な解決にはなりません。

３．細胞のエネルギー代謝による発熱を促す

冷え性の根本的な対策は、血液循環を促して手足の末端の細胞まで酸素と栄養を届け、熱とエネルギーを滞りなく生産させることです。栄養と水分を十分とり、酸素を取り込みながら体中の筋肉をバランスよく動かして全身の細胞を発熱させましょう。

冷え性の4タイプ

1. 手先も足先も冷える

四肢の全てに冷えが出る方は心臓や肺などの重要な臓器の動きが弱っていたり、そもそもの水分摂取量が足りていなかったり、と全身の循環不良が原因となっています。手足をケアするよりも先に、頭やお腹など、根本の部分について血流を改善する必要があります。

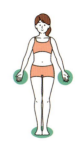

2. 手先だけ冷える

手の冷えが目立つ人は鎖骨周り、首、肩など上半身に強い緊張が出ています。首、肩まわりを温めたり、肩の関節をしっかり動かしてあげることで循環が良くなります。また、下着の強い締め付けによっても上半身の血流は悪くなります。サイズの見直しをするのも良いでしょう。

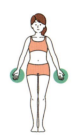

3. 足先だけ冷える

内臓の緊張により、下半身への水分が滞っている状態です。腹部の硬直を和らげるため、下腹部を温めましょう。また、普段硬めの靴を履き慣れていたりして、足裏の筋肉を動かせていない場合もあります。足首から下の筋肉や細かい関節をこまめに動かすようにしましょう。

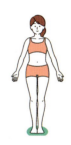

4. 皮膚が冷える

全身の皮膚が冷たい人は毛細血管が収縮状態にある、つまり全身が緊張しているケースが多いです。この状態の人は不眠や胃腸の不調と連動していることもあります。カフェインを控え、水分をしっかりとること。またストレスケアを心がけ、緊張を緩めることを意識しましょう。

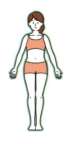

疲れやすい

病院に行ったり薬を飲むほどではないけれど、とにかくだるい、疲れやすい……。
こういった症状にお悩みの方も多いのではないでしょうか。いわゆる病巣や細菌
感染によるものではないので軽視しがちな症状ですが、じわじわと私達の体力を
奪っていき、やがて健康を損なう根本的な原因にもなっていきます。

そもそも「疲れ」の正体とは何でしょうか。それは身体の中の毒素です。身体が
毒素を感知すると「疲れ」という感覚となって現れます。毒素だなんて恐ろしい
感じがしますが、ほとんどはただ身体にとって不要なゴミ、つまり老廃物です。

私達の身体は日々呼吸をし、栄養を吸収し、それを一つ一つの細胞に運び、エネ
ルギーを作り出す「代謝」をしています。代謝には複雑な過程がありますが、ま
ずはざっくり以下のように覚えておくと良いでしょう。

酸素＋糖分 → エネルギー（ATP）＋熱＋二酸化炭素＋水＋乳酸

この代謝の副産物として生成されるのが乳酸という物質です。強い運動をすると
筋肉に溜まるもの、と誤解されている方も多いですが、筋肉が糖を消費して動い
ている以上、常に一定の量の乳酸が生成されています。そしてそのほとんどが老
廃物＝毒素として体外に排出されていきます。

乳酸は細胞で生成された後、血液やリンパ液に押し流され、腎臓で濾し取られ、
尿として排出されます。排出されずに乳酸の血中濃度が上がると、私達の身体は
「疲れた」と感じます。常にだるい、疲れやすい、という人は乳酸の血中濃度が常
に高い状態にあると考えられます。少しの運動負荷でも既に高いところから更に
乳酸の濃度が上昇するため、身体が疲れやだるさをすぐに感知してしまうのです。

乳酸は糖の燃えカスのようなものです。性質も非常に糖に似ていて、ベタベタと
してくっつきやすく、血管の詰まりや血管の硬さの原因にもなってしまいます。
糖尿病と同じように、乳酸の濃度が高いだけでも毛細血管を詰まらせ、様々な疾
患の初期症状へと繋がっていきます。

乳酸値を下げる！ ３つのセルフケア

１.とにかく水分をしっかりと摂取する
十分に尿を出して乳酸を排出し、血液の中の汚れを溜めないようにしましょう。

２.糖分を控えた食事を心がける
糖分さえ入ってこなければ、代謝によって乳酸を作り出すことができません。
白米、小麦、麺類などの摂取を減らすことでコントロールすることができます。

３.良い酸を摂取して素早く血液中から追い出す
柑橘類などに多く含まれるクエン酸は、乳酸や尿酸などの身体にとって都合の悪
い酸を排出しやすくする効果があります。どちらも酸なので、より強い酸で置き
換えると考えましょう。ただし、果物にはクエン酸以外に果糖という糖分が多く
含まれているものがあります。甘い果物を食べすぎると逆効果になってしまうの
でご注意ください。

COLUMN

乳酸をエネルギーに変える方法

乳酸を減らすために「エネルギー源にする」という裏技があります。
筋繊維には速筋と遅筋があり、速筋は乳酸を生成しますが、遅筋には
その乳酸を取り込みエネルギーに変える仕組みが備わっています。こ
れを利用すれば、疲れにくく、長時間動けるようになります。

速筋と遅筋のバランスは遺伝で決まっています。しかし身体にはその
どちらにも変わりうる中間筋というものがあり、これを遅筋に育てる
ことで乳酸を効率よく使えるようになります。中間筋を遅筋に育てる
ために有効なのが有酸素運動。特に大事なのは心拍数を抑えることで
す。「100以下」の心拍数で20分以上の運動を取り入れましょう。

不眠、朝起きられない

不眠と身体の緊張はとても密接な関係にあります。そもそも睡眠とは、副交感神経が優位になることで脳や身体を休ませている状態のことです。緊張状態で交感神経が優位になっている状態では眠れるわけがありません。

緊張状態と一口に言いましたが、その実態には二つの種類があります。一つは自覚的な緊張状態。ドキドキして眠れない、などがこちらにあたります。もう一つが無意識の緊張状態です。この状態に自ら気づくことは困難で、不眠で悩まれている人の多くは、この無意識の緊張状態に陥っている可能性が高いです。

無意識の緊張状態の原因は「ストレス」です。「ストレス＝嫌だと感じること」が一般的な認識ですが、実はストレスの正体は生物が感じる「死の恐怖」です。例えば嫌いな人が近くにいるのはストレスですね。これは本能的には「自分を攻撃するかもしれない敵が近くにいる」と感じて緊張しているのです。

不眠の4パターン

入眠障害

□ 寝つきづらい
□ 眠りにつくのに30分〜
　60分以上かかる

中途覚醒

□ 睡眠中に何度も
　目が覚めてしまう
□ 頻繁にトイレに行く

早朝覚醒

□ 起床時刻より2時間
　以上早く目が覚めてしまう
□ 一度目覚めてから覚醒し、
　そのまま起きてしまう

熟眠障害

□ 夢をよく見る。
□ 昼間眠い。
□ 眠りが浅い。

「宿題をやりなさい」と言われてストレスを感じるのも、身体は本能的に行動を制限されることに反応し緊張しています。これに限らず「しなさい」「しなければならない」という命令は「自由に行動できない」「危険から逃れられない」ということに身体が反応し、緊張が生じます。

ここで言う緊張とは集中、興奮、イライラ、不安などといった自律神経の緊張状態のことを指します。これを引き起こすのは先ほど示したような他者との関係から起きるストレスの他に、環境に由来する次の5つのストレスがあります。

・暑い、寒い　　　・水分不足　　　・酸素不足
・栄養不足　　　・居場所が不安定

この5つについては、ストレスとして捉える習慣がない方がほとんどです。対応も遅れがちになりますが、確実に身体を緊張させる原因となっています。不眠の人の多くが、これらの自覚しにくいストレス状態になっている可能性が高いです。

また緊張状態に長くさらされると内臓の平滑筋が硬直を記憶してしまいます。内臓と自律神経は密接に関わっているため、内臓が硬直しているとストレスがなくなった後にもストレス時と同様に交感神経優位の状態が続きます。実際に不眠の人の身体の状態を観察すると、過去、あるいは現在のストレスにより緊張状態が続き、内臓の硬さが出ている場合がほとんどです。

不眠対策に乳酸菌、という話がありますが、腸内細菌のバランス悪化で一時的な内臓の緊張が起きている場合に限り有効で、ストレスによる内臓の硬直には効果がないため気をつけましょう。

おなかをもみほぐして硬直をとる手法もありますが、内臓は非常にデリケートな器官のためプロの技術が必須です。自分でうかつに触ると痛めたり、緊張して逆に硬くなる場合があります。セルフケアは温かい手でさする程度にしましょう。不眠の症状をなくしていくためには以下の4つの対策が効果的です。

・ストレスを取り除く　　　　・水分をしっかり摂る
・身体を温める（特にお腹、首）　・専門店で内臓の硬さをやわらげる

アトピー、アレルギー

アトピーとアレルギーは、私たちの免疫システムと自律神経の状態と深く関連しています。ここでは、そのメカニズムと対策を説明します。

白血球の役割

血液の中には、異物を排除する役割を持つ白血球という免疫細胞があります。白血球は、外から入ってくる菌などの侵入者を「食作用」という過程で排除してくれています。十分な数の白血球がいつも身体の隅々までパトロールしてくれているおかげで、私たちの健康は守られているのです。

白血球も細胞のひとつなので、働くために酸素を消費します。そして酸欠では身体が思うように動かないように、白血球も酸欠になるとうまく働けなくなってしまいます。異物の侵入を防ぐ働きが弱まり、菌やウイルスが身体の中で増殖し、感染症を発症します。また、普段白血球の働きで押さえている常在菌（普段から皮膚や腸内に居る菌）の増殖が止められなくなり起きる症状もあります。

膣内に普段からあるカンジダ菌が爆発的に増えることによって炎症によるかゆみが出るカンジダ症や、細胞に潜伏しているヘルペスウイルスが過剰に増えたことで発症する口唇ヘルペスや帯状疱疹がそれです。

これらの症状は「免疫力の低下」によって起こると言われますが、「免疫力の低下」とは実際は酸欠によって白血球の働きが弱まっていることなのです。

アレルギー反応のメカニズム

酸欠になった白血球は弱ってしまうだけではありません。酸欠で何が起きるかは、溺れていることを想像してみてください。どうしていいかわからず、ただひたすらジタバタするしかない、というようなパニック状態です。これと同じことが白血球にも起こることがあります。白血球の暴走です。

敵か味方かを正しく判別できず、菌やウイルスを排除するためにあるはずの機能で、本来は害のない物質や自分の細胞まで攻撃してしまうことがあります。

例えば花粉症の場合、花粉は本来身体に害を及ぼすようなものではありません。しかし白血球が酸欠によって判断力を失っていると、粘膜に付着した花粉を排除すべき敵と勘違いして自分の細胞まで攻撃し炎症を引き起こします。このような誤った反応が、アレルギー症状の根本的な原因です。

蕁麻疹とアトピー性皮膚炎

蕁麻疹やアトピー性皮膚炎もまた、同じようなメカニズムが引き起こすものだと考えられます。蕁麻疹は、暑い寒い、衣服のこすれなどのちょっとした皮膚への刺激が引き金となり、白血球が皮膚の細胞を攻撃し壊してしまうことで発生します。アトピー性皮膚炎は関節の裏などリンパ節周辺の炎症が特徴的ですが、これはちょうど白血球の多く存在する部位で、白血球の暴走が原因とされています。

これらの症状に対処するには、とにかく白血球の酸欠を防ぐことです。深い呼吸で酸素をしっかりと取り入れること、そして取り入れた酸素を身体の隅々まで運ぶため水分をしっかりと摂取することがとても重要です。

また短時間で強いストレスを感じたときも、急激にアレルギー症状が出やすくなる傾向にあります。第4章（p.99）でストレスについて解説しているので、そちらも参考にしてストレス管理に注意を払い、予防していきましょう。

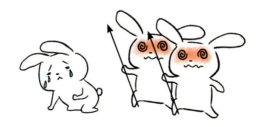

酸欠で混乱した白血球は自分の細胞を攻撃してしまう

痛み

私達の身体はさまざまな痛みを感じます。筋肉に起こる痛み、血管に起こる痛み、神経に起こる痛み……。痛みは誰にとっても不快です。痛みなんて感じなければ良いのに、と思うこともありますが、ではなぜ「痛み」は存在するのでしょうか。

もし全く痛みを感じなかったとしたら、身体のどこかに外傷を負っても気が付くことができません。即座に対処することができず、大量出血や細菌感染で命を落とすかもしれません。内臓の不調による痛みが感知できなければ、検査をしようとも思えません。放置しているうちに、内臓が壊死してしまうこともありえます。

痛みのおかげで私達は身体の不具合に気付くことができます。痛みは、身体からの「警告メッセージ」なのです。筋肉や血管、臓器などがダメージを負うと、私達の身体は「痛み」というシグナルで損傷した箇所を大脳へ報告します。

頭痛や腹痛など何かの痛みを感じたときに、すぐに痛み止めの薬を飲んでやり過ごしてはいませんか。痛み止めは痛覚を麻痺させて一時的に痛みを感じなくさせますが、根本的な原因が取り除かれるわけではありません。

原因の明確な痛みに対して医師の指導などで短期間だけ使用する場合は、痛み止めはとても便利で有用な薬です。しかし自己判断で長期的に服用することは、先に書いたように身体の重大な損傷を見過ごしてしまうリスクがあることを覚えておきましょう。

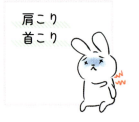
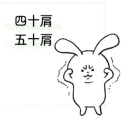
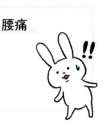

首こり・肩こり

コリの正体

人間は危機的状況に陥ると交感神経が過剰に働き、身体は「闘う、逃げる」などの危機を回避する反応を示します。このとき急所を守るために各部の筋肉が硬直しますが、最大の急所にあたるのが首周りです。首周りには生命維持に不可欠な神経や血管が集中しており、しかも骨や筋肉などの守りが少ない部分です。

危機を感じたので、身を守るために首付近の筋肉を硬直させる。これは本能的に自然な振る舞いです。しかし危機を感じるようなストレス状態が長期間にわたってしまうと、硬直はやがて筋肉の癒着や老廃物の蓄積を引き起こし、筋肉自体を固まったままにしてしまいます。これが「コリ」と呼ばれるものの正体です。

マッサージやもみほぐしは筋繊維を柔らかくし、老廃物を流して血流を促進するので、重さ、痛さなどの症状の一時的な緩和をもたらします。しかし、自律神経の緊張が続く限り、筋肉は再び硬直し、「コリ」は再発してしまいます。

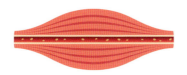

正常な筋肉

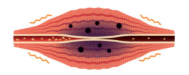

こっている筋肉

・水分が十分にある
・筋繊維がバラバラに動く
・老廃物が自然に流れていく

・水分が不足している
・筋繊維同士が癒着
・老廃物が溜まったまま

コリへの対処方法

効果的な改善のためには、まず根本的な緊張を緩和する必要があります。ストレスのある状況から逃れたり、身体の緊張グセを取り除き、今以上に筋肉が緊張することを防ぎます。平行してもみほぐしなどの処置を行い、老廃物を除去します。時間とともに身体の中の老廃物量は減り、コリが緩和していきます。

施術を受ける場合は、もみほぐしをする部分は痛みがでている箇所だけでは不十分だということに注意してください。筋肉は相互に結びついており、痛みが出ている場所だけが固まっているわけではありません。

痛みが出る場所と原因となる筋肉は違う

肩こりや首こりで痛みを生じる主な筋肉は「僧帽筋」や「菱形筋」などです。しかし痛みを自覚しやすいのがこれらの筋肉なだけで、実際の原因はそれらの筋肉をひっぱる別の筋肉の硬直にあります。特に重要なのが肩関節の付近にある「肩甲骨」「肋骨」「上腕骨」の3骨を相互に結びつけている3つの筋肉です。

・大胸筋（肋骨と上腕骨を結ぶ）
・小円筋（上腕骨と肩甲骨を結ぶ）
・前鋸筋（肩甲骨と肋骨を結ぶ）

これらの筋肉自体が痛むことはほとんどありません。しかしこの3つの筋肉が固まってしまうと肩関節の動きが著しく低下し、結果として周囲の他の筋肉を硬直させることになります。その中に前述した僧帽筋や菱形筋が含まれており、そこに痛みが出て、はじめてコリを自覚することになります。

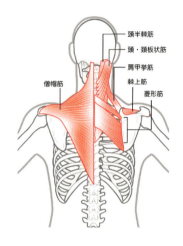

痛みの出やすい筋肉

効果の出るもみほぐし

つまりコリをほぐすには僧帽筋や菱形筋のみへのアプローチでは不十分で、今お伝えした大胸筋、小円筋、前鋸筋の3箇所をほぐさなければいけません。

しかし効果のある施術を行うにはそれぞれ課題やリスクがあるため、チェーン店など多くの店舗では触れないように指導しているのが現状です。

大胸筋の場所は女性の場合乳房の下にあたります。信頼関係がなければハラスメントと捉えられかねません。

小円筋はとても小さい筋肉なので、人体の構造に精通していなければ効果的にアプローチすることは困難です。

前鋸筋は肩甲骨の下にあるため、単純に表面から触ることはできません。また肋骨は折れやすく、脇の部分をうかつに施術すると痛める可能性があります。熟練していない施術者が行うのは危険です。

通うべき店舗や施術者を選ぶ際には、このような知識を持っているか、難しい部位を施術できる技術があるかを見極めることが大切です。適切な技術と知識を持つ施術者によって定期的にケアすることで、肩こり、首こりも根本的な解消に向かいます。

痛みの原因となる筋肉

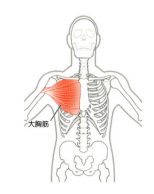
大胸筋

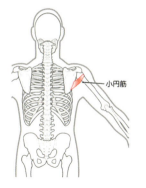
小円筋

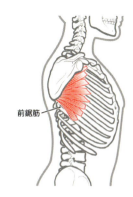
前鋸筋

四十肩、五十肩

四十肩・五十肩は、一般に 40 代から 50 代にかけて突然発生する肩の痛みの総称です。実際にはどちらも同じもので、診断名が付くとすれば「肩関節周囲炎」、つまり肩周りのどこかの筋肉が損傷し炎症を起こしている状態です。体内の炎症（ここでは筋肉の損傷のこと）は外側に出来た傷よりも治りが早く、通常 2、3 日で治癒します。しかし完全に傷が塞がる前に引っ張ってしまうと傷口が開き、治るのがどんどん遅くなってしまいます。

四十肩・五十肩は適切な対応をすれば 1 ～ 2 週間程度で改善することが多いですが、対処を誤ると 1 年以上にわたって痛みが続くこともあります。「急性期」と「慢性期」の二つのフェーズに分けて理解していきましょう。

急性期

重いものを持ったり強い衝撃を受けた際に、肩周りの筋肉が引っ張られて損傷します。この段階で損傷部位を動かすと激痛（するどい痛み）が生じます。約 3 日間は肩周りを動かさず、傷口が塞がるのを待ちましょう。

慢性期

3 日ほど動かさずにいれば傷口は塞がります。しかし、治るまで物理的に動かせないこと、そして痛みによる緊張によって、肩周りにある他の筋肉を巻き込んで硬直が起こります。この硬直を原因とするのが四十肩・五十肩の慢性期症状です。慢性期では強くするどい痛みはなくなりますが、単純に腕が上がらなかったり、動かすと徐々に鈍い痛みが増すような感覚になります。自然治癒には時間がかかるため、固まった筋肉や骨格を手技でほぐすことが有効です。

急性期の覚えがないのにとつぜん痛みが出てきた場合は、炎症からの痛みではなく、慢性的な疲労の蓄積により、痛みを感じる限界ラインを越えたことによる発痛の可能性が考えられます。メカニズムは慢性腰痛と同様なので、水分摂取と対象部位のもみほぐしが有効です。腰痛の節もあわせてご一読ください。

もみほぐしが身体に良い理由

筋肉はゴムのように伸び縮みする性質を持ち、柔軟で弾力があります。理想的な状態では、力を入れれば固く、力を抜くと柔らかくなるはずですが、筋肉の使い方によってはこの弾力が失われ、固くなってしまうことがあります。筋肉が固くなる主な原因は以下の3つです。

・筋繊維の間に老廃物が癒着する（いわゆるコリ）
・筋繊維を使わずに放置した結果、筋繊維同士が癒着する（運動不足）
・交感神経が働き、筋繊維を縮めた状態にしてしまう（緊張状態）

これは全身一様に同じ理由で固くなることはなく、同じ人の身体でも部位によって、さらに言えば筋肉ごとに固くなった理由は異なるため、適切な対処には知識と経験が必要です。そこでもみほぐしの出番となるのですが、そもそも筋肉が固いと何がいけないのでしょうか。実は固くなった筋肉は、以下のような様々な悪影響を及ぼします。

・筋繊維が呼吸できなくなり、代謝が落ちる
・乳酸などの老廃物が筋繊維に留まり、さらなる癒着を生む
・筋肉の弾力が失われるため、関節の動きが制限される
・代謝の低下に伴い体温が下がり、自然治癒力が低下する
・その結果、病気にかかりやすくなる

そのまま筋肉の硬直を放置すると、慢性疲労、肥満、動脈硬化、糖尿病、心疾患、脳血管疾患、そして悪性新生物（がん）などの生活習慣病のリスクが大幅に増加します。

もみほぐしはただコリをほぐして気持ちが良いというだけでなく、このような疾患を防ぐことにも貢献しているのです。

腰痛

腰痛は主に「急性」と「慢性」の二つに分けられます。これらはそれぞれ異なる原因と対処法があり、正しい見極めが重要です。※ただし、骨折や内臓疾患など、他の病気が原因で腰痛を感じることもあります。不明な場合は、必ず医療機関での診断を受けてください。

急性腰痛（ぎっくり腰）

急性腰痛は、物理的なきっかけによって筋肉や筋膜に傷が入ってしまうことで痛みが生じた状態を指します。例えば、重いものを持ったときや無理な体勢を取った瞬間に痛みが出る場合です。この種類の腰痛は、身体の内部に生じた傷が原因です。そのため無理に動かしたり患部を強く触ると痛みが増したり、なかなか傷口が塞がりません。通常は安静にしていれば約3日程度で自然と傷口が癒着し始めます。なるべく患部を安静にして、傷口が塞がってくれるのを待ちましょう。

急性腰痛と慢性腰痛の違い

	急性腰痛	慢性腰痛
状態	筋肉や筋膜に傷が入った状態（炎症）	筋肉のコリ、脱水での固さ 骨や筋肉、内臓の癒着
特徴	・きっかけがわかっている 重いものを持った / 無理な体勢をとった / 強い衝撃を受けた等 ・3〜7日で傷口が治る	・きっかけが分からない ・以前から多少の違和感があった
症状	ズキッとする鋭い痛み、曲げると一定の場所から強い痛みが出る	鈍痛、曲げると少しずつ痛みが増す
対処	冷やす、なるべく動かさない	温める、水分を取る、軽く動かす
施術	患部をさわる施術はNG 患部以外の筋肉をほぐす	患部を直接揉んでOK ゆっくりしたストレッチも効果的

慢性腰痛

特にきっかけもなく痛みだしたり、弱い痛みが徐々に強くなっていった場合は慢性の腰痛です。原因としては筋肉にできたコリ（老廃物が固まったもの）や、脱水による筋肉の硬直、骨や筋肉、臓器の癒着などが考えられます。

痛みの出方で分かる慢性腰痛 3 つのパターン

前屈時の痛み
立った状態から前に曲げていくと徐々に痛みが増す場合、背面の筋肉が硬直している可能性が高いです。水分を十分に摂り、背面の筋肉をほぐすことが効果的です。

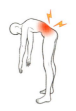

後屈時の痛み
立った状態から身体を後ろに反らしていくと痛みが増す場合、腸腰筋や太ももの前側の筋肉が硬直している可能性が高いです。こちらも十分な水分摂取と共に、太ももの前側や鼠径部（股関節の付け根）をほぐしたり、足全体のストレッチなどをしてあげるとよいでしょう。

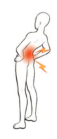

静止時の痛み
安静にしていても痛みが出る場合、緊張による内臓、特に腎臓の硬直が原因の可能性が高いです。腎臓は背面の筋肉のすぐ裏にあります。腰のやや上、背中の中央、肩甲骨のやや下あたりに痛みがあれば腎臓の緊張を疑います。

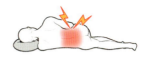

腎臓はストレスで強く緊張する臓器の一つで、ストレス状態が続くと徐々に硬直し、慢性化すると毛細血管の収縮で強い痛みが生じるようになります。腎臓を原因とする腰痛に背面のもみほぐしは無意味です。水分を摂り、背中の中央やおへその周りなどを温めることが効果的です。

COLUMN

似て非なる痛み：過緊張

交通事故に遭うなど、死の恐怖を感じるような非常に怖い思い（＝ストレス）を受けると、身体が過度に緊張します。外傷もなく無事に家に帰り落ち着くべきときになっても、全身の緊張が抜けずむしろ強まっていき、やがて筋肉に強い痛みが出ることがあります。これは筋肉の炎症とは別の現象で、強すぎる緊張、「過緊張」の痛みです。

これは自律神経による本能的なもので、表面上の気持ちとは無関係に起こります。そのため理由もわからず不安になり、余計に緊張と痛みが増すこともよくあります。代表的なものとして「むち打ち（慢性症状）」「寝違え」「きっかけのないぎっくり腰」などが挙げられます。自律神経の支配域である首や背中、内臓、目の周りなどに出ることが多く、身体を温めたりリラックスすることで緩和していきます。

痛みを見分ける自律神経

自律神経は痛みの質を見分ることができます。血行をよくする安全な痛みには身体をリラックスさせて体力を回復し、筋繊維や毛細血管を損傷させる危険な痛みには、筋肉を緊張させて身体を守ります。

同じような強さでもみほぐしを受けていても、痛気持ちよくリラックスできるときと、痛みでギュッと力んでしまうときがあるのはこれが理由です。不快な痛みを「効いている感じがする」と我慢する人がいますが、それは全くの逆効果。筋肉が硬直し、余計に血流が悪くなってしまいます。嫌な痛みを感じたときは、施術者に伝えましょう。

メンタル

メンタル系の症状の多くもまた、自律神経の影響から来ています。緊張状態による脱水・酸欠が続くことによって脳細胞が危機を感じると、脳は「緊急事態モード」になり、考え方の優先順位が変化します。

例えばコップの中に水が半分入っているとき、「水が半分入っている」という事実のみを捉えるのがニュートラルな状態です。しかし「緊急事態モード」の脳は「半分しかない、どうしよう」と不安を感じるネガティブな状態になっています。

このように、まったく同じ状況でも自律神経の状態によって感じ取り方がガラリと変わります。不安な状態が更なる緊張を生み出し……と悪循環に陥ってしまえば、自力で抜け出すのはとても困難です。

メンタル系の治療には投薬が一般的ですが、メンタルの薬は一時的に脳内物質を調節し気分を鎮めるだけで、不調の原因となる脳の脱水・酸欠を解消してくれるわけではありません。根本的な解決には環境や生活習慣の見直しが必要です。

ここでは動物本来の防衛本能としての自律神経の働きが、メンタルにどのような影響を与えているかを読み解いていきます。

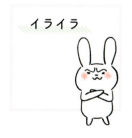

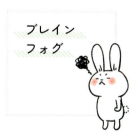

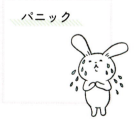

うつ

やる気がおきない、常にネガティブな思考に陥ってしまう、過去の出来事を繰り返し思い出して辛くなる……。「うつ」の症状にはこのようなものがあります。メンタルに影響を受けたきっかけなどの明確な理由が見つかる場合は、投薬とカウンセリングで快方に向かうこともあります。しかし、このようなやり方で解決せず、長く通院することになってしまっている方を多くみかけます。

実は「うつ」とされる症状の多くは正常な自律神経の働きの結果です。抑うつ状態という反応は生存本能そのものであり、生物が「危機から脱出する」ための手段なのです。

ネガティブ思考のメカニズム

自律神経の反応はおよそ本能そのものです。草食動物であれば、肉食動物に捕食されるような危険を感じたときに交感神経が優位になり、強く緊張します。このとき自律神経は末端の毛細血管を収縮させて余計な血流を抑え、脳や心臓にたくさんの血液を流します。また呼吸を早く浅くすることで気配を消し、じっと隠れる、もしくは素早く逃げる、といった危機回避行動を選択します。

このように、危機に陥ると自律神経の働きで身体が逃走のための準備をはじめます。では判断を司る大脳はこのとき何を考えているのでしょうか。それは「最悪の事態を優先的に想定する」という思考です。「どうしたら死なないか＝どうしたら死んでしまうか」といった最悪のパターンを最優先で考えることで「いかに死のパターンから逃れるか」を素早く判断していきます。

これが「ネガティブ思考」の根本的なメカニズムで、もちろん人間にも当てはまります。後ろ向きな考えや、「逃げたい」「消えたい」「じっとしていたい」というような自分の気配や存在を最小限に見せたがる思考は、生物の防衛本能が自然と選択させたものです。ネガティブ思考は生物が生き残るために発達させた武器であり、それ自体は決して悪いことではないのです。

抑うつ状態の原因と対策

ただし、正常な範囲でのネガティブとは一時的なものです。危機が去ったあとには副交感神経が優位になってリラックス状態になり、ネガティブ思考からニュートラルな思考の状態に戻らなければいけません。しかし「危機がいつまでも続く状態 ＝ 長期にわたるストレス状態」にさらされてしまうと、私達の身体に「危険に備えて緊張した状態」がクセづき、その状態を記憶してしまいます。

緊張がクセづくと筋肉が固まり、頭蓋骨が歪んで血流が悪くなります。細胞が酸欠になり、酸素の不足から更に身体が危機を感じ、緊張を強める……という悪循環に陥り、自力ではその悪循環から抜け出すことができなくなってしまいます。

以下に身体が危機を覚えるストレス環境をまとめました。このような環境が一ヶ月以上続くと、抑うつ状態のリスクが高まります。逆に言えば、リストと逆の環境を作れば思考は正常に戻っていきます。リストを元に日常生活を検討し、仕事や家庭環境についても見直しを行いましょう。環境を整え、必要に応じて栄養相談やカウンセリングも利用することで良い方向へ向かっていきます。

注意すべきストレス環境

・水分、酸素、栄養素が不足している
・暑い、寒い、気圧の変化にさらされている
・居心地の悪い場所に滞在している
・自分を害する存在が近くにいると感じている
・自由にふるまえない（制限を受けている）と感じている

目指す環境（ストレス環境の逆）

・水分、酸素、栄養素が十分に摂れている
・気温、気圧が安定した場所にいる
・安心、安全を感じられる場所にいる
・自分を守ってくれる（害さない）人が近くにいる
・不当な制限を受けていない（〜しなければ、といったことが少ない状態）

イライラ

生物が危険を感じたときの反応は「闘う（闘争）」と「逃げる（逃走）」の二つです。このうち「逃げる」を選択したときの反応が「うつ」の節で説明したネガティブ思考です。そして逆に「闘う」を選択した場合に起こる神経の昂りがこのイライラということになります。

緊張状態のときに「闘う」という判断を下したときの思考パターンは肉食動物に例えると理解しやすいでしょう。お腹が空いたライオンのことを想像してみてください。気が立っていて、鋭い目つきをしています。また獲物が隙を見せたらすぐに飛びかかってくるような緊張感を発しています。イライラ状態の本質はこのお腹が空いたライオンとまったく同じなのです。

では、緊張状態への反応として肉食動物のようなイライラを感じるときと、草食動物のようなネガティブを感じるときにはどのような違いがあるのでしょうか。

その違いはストレスの対象との力関係にあります。ストレスの対象に対して、自分のほうが強い、優位に立っているはずだ、と感じるとき、人はイライラします。イライラは肉食動物のような凶暴性を伴うので、暴言や暴力的な行為に及ぶことすらあります。

逆にストレスの対象に対して自分のほうが弱い、劣位に立っている、と感じているとき、その反応はネガティブな感情として現れることになります。極限状態で逃げ場を失い、自死を選んでしまう人もいます。

反応の仕方は人や状況によって様々ですが、何にせよストレスから離れた状態にあること。つまり水分、酸素、栄養などが十分に満ち足り、安全安心をしっかり感じられ、家族や仲間が傷付かず、周りから自己を肯定されている、という様々な欲求が満たされている状態になることで、こういった症状から遠ざかることができます。

頭蓋骨関節の癒着とメンタル

頭蓋骨には縫合と呼ばれる関節面があり、呼吸や拍動のリズムに合わせてわずかに開閉しています。その動きは脳内に血液を送るポンプの働きをしているので、ここが癒着すると脳内にうまく酸素が届かず、慢性的な酸欠状態になります。自律神経を司る間脳視床下部が酸欠になると、身体は死の危険が迫っていると判断し無意識に緊張します。

こうなると脳は生存のため「どうしたら死なないか＝どうしたら死んでしまうか」という最悪の状況に考えを巡らせます。これがネガティブ思考です。自分が「うつ」だと感じているとき、その実態は頭蓋骨関節の癒着による酸欠が生んだネガティブ思考かもしれません。癒着が原因ならばそれを解消してあげれば良い。というのが私の考えです。

私のサロンで行う「頭蓋骨調整」という手技は、頭蓋骨関節の癒着をゆるめて酸欠を解消し、自律神経の正常な働きを補助する技術で、元々メンタルケアを目的としたものではありませんでした（メンタルケアについては別途カウンセラーの資格を所持しています）。しかし頭蓋骨調整で脳内に酸素が供給されて緊張状態を脱し、自然とネガティブ思考から抜け出す人を見ていくうち、やはり頭蓋骨関節の癒着が「うつ」状態の根本原因ではないか、という思いを日々強めています。

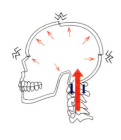

頭蓋骨の関節が癒着し、血流が滞ると

・酸素の供給量が減り、思考力が低下する
・酸欠により緊張し、ネガティブ思考になる
・内耳が圧迫され、めまいや頭痛の原因になる
・自律神経が衰弱し、様々な不調が起きる

ブレインフォグ

新型コロナの後遺症の一つとして、ブレインフォグという言葉が有名になりました。以下のような症状の総称で、頭にもやがかかったような、思考のはっきりしない状態が特徴です。

・集中力、記憶力の低下　　・思考力、判断力の低下
・頭がぼーっとする　　　　・やる気が起きない

これらの症状はコロナ後に特有のものというわけではなく、自律神経が緊張状態のときにも良く現れる症状です。この現象について理解するには、まず脳の代謝と体液循環について知る必要があります。

脳の基本的な栄養源は炭水化物、すなわち糖です。糖は筋肉で代謝されるとエネルギーを取り出したのち乳酸という疲労物質に変化します。脳で行われるエネルギー代謝もこれと同様に、糖を代謝して乳酸を発生させます。脳で発生した乳酸は血液や脳脊髄液に乗って流れていき、最終的には尿や汗として体外に排出されます。また一部の乳酸は再利用されエネルギー源となります。

脳脊髄液というのは脳の毛細血管から染み出したリンパ液の総称です。その循環について詳細なメカニズムはまだわかっていませんが、身体の振動によって徐々に脳から下に流れて脊椎の中を下り、周りの組織へ吸収されてまたリンパ管、血管に戻っていく、というサイクルで一日約 500 ml ほど循環すると言われています。

脳には他の身体の部位のように大きく動く筋ポンプなどがないので、脳脊髄液は頭蓋骨や脊椎の動き、身体の振動などによってのみ移動しています。身体の他の部分の水分の動きに比べ、流れがゆっくりしているのが特徴です。そのため身体をあまり動かさない、水分を十分に摂らない、などの状況で停滞しやすく、停滞が続いてしまうと脳脊髄液の乳酸濃度が高くなっていきます。

最終的は脳の周りが乳酸で汚れ、脳に新しい酸素や栄養素が届かない状態になってしまいます。脳細胞の働きが著しく鈍くなり、前述のような症状へと繋がっていきます。まさに、乳酸によって脳の周りにもやがかかったような状態です。

なぜ新型コロナの後遺症としてこれらの症状が出るのでしょうか。それはウイルスの過剰な増殖と免疫反応の結果、死骸が大量に発生し、体中の毛細血管やリンパ節を詰まらせて循環不良を引き起こすからだと考えられます。病前から脳脊髄液の動きが良くなかった人は詰まりを解消し循環を促すような生活習慣がないので、循環不良がさらに悪化しブレインフォグの症状が顕著に現れます。

数週間以内に回復すれば問題ありませんが、脳血管や腎臓などの毛細血管に詰まりが残り続けると部分壊死が始まります。最悪の場合、認知症や腎不全などの引き金になることもありえます。水分をしっかり摂取する（体重×30 ㎖）、身体を温める、といった基本的な対策に加え、脳脊髄液の循環を助けるために背骨を動かす適度な運動を心がけることで、早期の改善を心がけましょう。

COLUMN

コロナ後遺症の原因はウイルスの大きさ？

感染症との闘いの後に残されたウイルスや細菌、免疫細胞の死骸は血液やリンパ液によって通常は数日で排出されます。新型コロナの歴史的大流行に伴い、感染後の後遺症に悩まされる方を多く施術しましたが、なぜかコロナ後の方は老廃物の抜けが非常に悪いのを感じました。

これには二つの原因が考えられます。ひとつは単純にウイルスの増殖が速くて数が多く、死骸も多いこと。もう一つがウイルスのサイズ自体が大きいことです。インフルエンザウイルスの大きさが 80～120 ナノメートルであるのに対し、新型コロナウイルスは 80～220 ナノメートルにもなる、という研究結果があります。この大きさと多さで、死骸が血管やリンパ管に詰まりやすいのだと私は考えています。

何にせよ、普段からの水分不足で毛細血管が細くなっていることが、様々な後遺症が長引く原因になっています。本書でもたびたび訴えている水分摂取の大切さはこういったところにも生かされてくるのです。

パニック

前触れもなく突然、動悸、息苦しさ、めまいなどの症状が始まり、気が動転したり不安定さに襲われてしまう、これがパニック障害です。こういった症状が現れた場合、メンタルクリニックに行って投薬治療というのが第一選択ですが、自律神経の状態としての視点からも考えてみましょう。

自律神経という切り口から見ると、パニックは「溺れている」状態と大変よく似ています。海やプールで溺れているときは気が動転してどうして良いかわからず、ただただ苦しさから逃れようと手足をバタバタ動かします。

通常は身体が危険に陥る緊急時には交感神経が優位になり、危機から逃れるために「どうしたら死なないか＝どうしたら死んでしまうか」といったネガティブ思考に切り替わります。しかし、ネガティブ思考というのはまだ「考える」ことができています。ある程度の余裕のある状態とも言えます。

それに比べて「溺れている」状態とはすでに一刻の猶予もなく、脳が「考える」ことができないほどの酸欠を引き起こしている状態なのです。考える余裕すらないとき、身体はただひたすらに緊張し、少しでもストレスを軽減するために原始的なストレス発散方法を取ります。

・涙を流す　　　　・大声を出す　　・手足をバタバタ動かす

この３つは本能的に備わっている瞬間的なストレス発散の方法で、パニック時の典型的な行動パターンでもあります。脳の容量がまだ小さく、大きなストレスを受け止めきれないような小児にもよく見られます。

このように、パニック状態はほとんど溺れているときの反応と言って良いでしょう。しかし、実際に溺れているわけではありません。それにも関わらず脳が「溺れている」と判断する状態とはどんな危機が迫っているときでしょうか。

それは「酸欠」です。パニックの症状とはつまり、「酸欠」によって引き起こされる過緊張状態からくるものなのです。

パニックの症状は「前触れもなく突然」発症するわけではありません。脳が「酸欠」を引き起こすような緊張状態が必ずセットになっています。

緊張の強い身体の状態でさらに緊張するような場所へ行ったり、不安のある行動を取ったりする。あるいは沢山の人、モノ、初めての場所、など情報量が多い環境も、処理しきれずに過緊張の原因になります。PTSD（心的外傷後ストレス障害）のように過去に起きた危機的状況の記憶（トラウマ）を思い出すような何かに触れることでフラッシュバックを引き起こし、過緊張に陥ることもあります。もっと身近なところで言えば、低気圧、気温の変化などによる生理的緊張状態が引き金になることもあります。

きっかけとなる環境はいくつもありますが、どれも根本の原因は脳の「酸欠」です。水分を毎日しっかりと補給すること。深く呼吸をし、身体中に酸素を行き渡らせること。そして頭と首がほぐれていて、血液に乗って酸素が十分に脳に運ばれる状態を維持することで、大きな環境変化にも対応できるようになります。

ひどいときには心理カウンセリングや薬物療法なども必要になってきますが、症状の軽いうちに、あるいは不安を感じやすい方は症状が出るまえに、セルフケアの習慣をつけましょう。

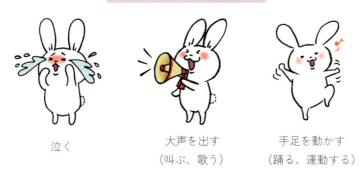

原始的なストレス発散方法

泣く

大声を出す
（叫ぶ、歌う）

手足を動かす
（踊る、運動する）

一時的には有効だが、根本解決には生活習慣やストレス環境の見直しが必要

COLUMN

ネガティブの反対はポジティブではない？

ネガティブな性格、ポジティブ思考。この「ネガ・ポジ神話」が呪いとなり、メンタルケアがうまく作用しないことがあります。実は人間の本質的な部分では、ネガティブの反対はポジティブではありません。

ネガティブ思考は「死を回避するための防衛本能」

ウサギは捕食者の気配を感じたら、すぐさまその場を離れる、見つからないよう息を潜める、など最悪のパターンを想定して動きます。人間も同様に、生命を脅かすものに近づいたとき、無意識にネガティブ思考になります。どちらも生きるために必要な、自然な反応です。

ネガティブの反対はニュートラル

危機を脱して安全になると副交感神経が優位になります。食事・排泄・睡眠を行うためのリラックス状態です。普段の生活、ゼロの位置に戻るだけ。ネガティブの反対は、ポジティブではなくニュートラルです。

ポジティブは「普通」ではない

危険を顧みず前向きな野生動物が生き残るのは困難です。ポジティブは生物の基本的な機能ではないのです。ポジティブ思考の背景には、以下のような何らかの異常な状態があるかもしれません。

恐怖が振り切れてしまった：強すぎる恐怖心で心が壊れないように脳内麻薬を過剰に生産し、極端にポジティブになることがあります。

思い込み、洗脳状態：「ポジティブでなければいけない」という思い込みに囚われ、本能的な思考を上書きする現象です。他者から悪意をもって誘導されるほか、自己による洗脳、子供の頃に受けた何気ない言葉に縛られ続けていることもあります。

命に関わる疾患

日本人の半数が悪性新生物（がん）、脳血管疾患、心疾患のいずれかで亡くなっており、これらの疾患は「生活習慣病」と分類されています。その原因には、交感神経が優位な状態が続くことで生じる慢性的な緊張と、それに伴う水分不足が深く関与しています。

自律神経の偏りによる無意識の緊張は、最初は頭痛、肩こり、不眠などの疾患未満の症状として現れます。「辛いけどそれが普通（歳だから、更年期だから、そういう気候だから）」「我慢できる程度だから問題ない」「薬を飲めば治まるから大丈夫」と、痛みや不調を軽んじてはいないでしょうか。

ここまでさまざまな症状と自律神経の関係を紐解き、痛みや不調が身体からの重要なシグナルだということをお伝えしてきました。そのシグナルを無視し続け、適切な処置をせずに放置するとどうなるでしょうか。症状が悪化し、生命に関わる病気に進行する可能性があります。

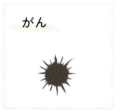
がん

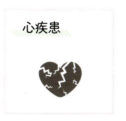
心疾患

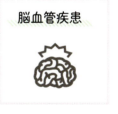
脳血管疾患

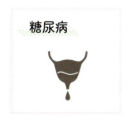
糖尿病

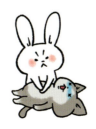

悪性新生物（がん）

がんは死の病と恐れられていた病気ですが、現在では医学の進歩により様々な対応ができるようになっています。とはいえ、対症療法的な治療はできても根本的な原因まで取り除くことはできません。がんは「免疫力の低下」が原因で発症するものだからです。

「がん」と聞いて一般的に想像されるのは、「がん細胞」が腫瘍という塊状になったものではないでしょうか。実は「がん細胞」自体は身体の中ではありふれたもので、その正体は細胞分裂の際に上手にコピーできなかった「エラー細胞」です。

エラーが一定の確率で起きてしまうことには何の問題もありません。健康な人でも一日約 5000 個程度のがん細胞が作られていますが、免疫細胞である白血球ががん細胞を見つけては破壊し、除去してくれています。

がん細胞が発生するスピードを白血球が破壊するスピードが上回っていれば、がん細胞は増殖せず、腫瘍にまで成長することはありません。しかし何らかの理由で白血球の力が弱まってしまうと、がん細胞は日毎に増殖を続けます。一度増殖傾向になってしまえば、がん細胞は自己複製を繰り返し、あっという間に病巣を作って腫瘍化してしまいます。

白血球が十分に力を発揮できなくなる要因は大きく 3 つあります。

1. 白血球の輸送スピード

例えるならば血管は道路、白血球は救急車や消防車のようなものです。事故が起きた（＝がん細胞が発生した）とき、道路が狭かったり渋滞していれば現場への到着が遅れてしまいます。遅れれば遅れるほど被害は拡大（＝がん細胞が増殖）し、到着したときには既に手遅れ、という可能性もありえます。血液、リンパ液の流れるスピードやスムーズさが免疫力には大変重要になってきます。

流れを滞らせる要因としては

・水分摂取量が足りていない
・血液中に糖分やコレステロールなどの邪魔が多い

などが考えられます。ご自身の体重× 30 ml 程度の水分摂取を目安に毎日しっかりと水分摂取を心がけ、食事内容にも気を遣うことがとても大切です。

2. 白血球の適正温度

白血球が最もパフォーマンスを発揮できる最適な温度はおよそ 38 〜 40 ℃で、風邪を引いたときに熱が出るのはこのシステムを最大限に活用するためです。

市販の体温計で計った体温は実際の体内温度よりもやや低く出ますので、目安としては平熱が 36.5 〜 37.3 ℃程度あるとベストです。普段から免疫力を最大限発揮することができ、がんの発生も抑制されます。

3. 正常な白血球を作れているか

白血球の大部分を生み出す骨髄は、主に骨盤や大腿骨の内部にあります。その周辺に何らかの異常、例えば骨折や、水分、栄養、血流不足などの要因があると、白血球の数が不足したり、弱い血球が育ってしまいます。こうなってしまうと、白血球ががん細胞の増殖を抑え込むことができません。がん以外にも様々な細菌やウイルスの侵入を防ぐことができず、感染症にも罹りやすくなってしまいます。

・水分を十分に摂る　　　・栄養素を十分に摂る（特にタンパク質と脂質）
・身体を冷やさない　　　・身体を締め付けない

このようなことを意識して普段からの生活を見つめ直しましょう、正常に白血球が生産されることで、がんや感染症のリスクを減らしていくことができます。

脳血管疾患

脳の血管の異常が死因となることも非常に多いです。
脳血管疾患には大きく分けて 2 つのパターンがあります。

1.「血管が詰まる」ことによる疾患

脳に無数にある血管のどこかが汚れて詰まってしまうことで脳細胞が急激に壊死
し、生命を維持することができなくなるパターンです。脳梗塞や虚血性脳卒中な
どがこれにあたります。

血管の中に糖分や老廃物（乳酸）が溜まり、それがベタベタと血管の壁に付着す
ることで壁と壁がくっついて塞がってしまったり、血栓と呼ばれる汚れの塊が流
れてきて血管を塞いでしまったりします。

心肺機能を司る自律神経の司令塔である間脳への大事な血管が詰まってしまうと
数時間で死に至ることもあります。命に関わらない部位であっても、記憶の欠如
などのいわゆる認知症のような症状が出ることになります。

2.「血管が破れる」ことによる疾患

血管が硬くもろくなり、脳の血管のどこかが破れて脳内出血を引き起こし、生命
を維持することができなくなるパターンです。

脳出血やくも膜下出血、出血性脳卒中などがこれにあたります。水分不足や酸欠
によって血管がボロボロになったところに急に大量の血液が流れ込んだとき、血
管が血圧に耐えきれず破れてしまいます。

「詰まる」「破れる」どちらも血液や血管の状態が悪いことにより発症します。

・水分不足
・栄養過多（特に糖分）

この二つが根本的な原因です。血液の状態を良い状態に保つよう心掛けましょう。血液や血管の健康状態に問題がないかを見るポイントは次の4つです。

・身体にあざができやすい
・血圧が高い
・尿の色が慢性的に濃い
・慢性的にだるい、疲れている

これらの症状が出ている人は脳血管疾患のリスクが高まっています。できるだけ速やかに、水分摂取と食生活の見直し（特に糖分について）をしてください。

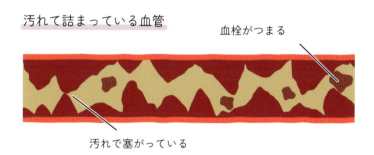

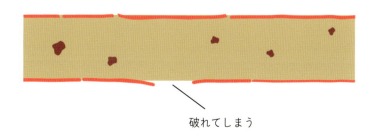

心疾患

アメリカではがんを抑えて心疾患が死因の第一位となっており、アメリカ人の3〜4人に一人は心疾患で亡くなっています。日本でもがんと並び、死因の多くを占めるものとなっています。

心疾患は心不全や心筋梗塞など、心臓の不具合による症状の総称ですが、原因に着目すると大きく3つに分けることができます。

1. 自律神経の伝達不良

「心臓を動かせ」という自律神経からの命令そのものが弱まり、生命を維持することができなくなるパターンです。不整脈や慢性心不全などが当てはまります。

2. 臓器自体の不具合

心臓を構築している心筋に老廃物が溜まって硬くなったり（心筋梗塞など）、血液の状態が悪いことで心臓の中にある弁の動きが悪くなり、閉じたままや開いたままになってしまいます（心臓弁膜症）。

3. 心臓の血管の不具合

心臓は全身に血液を送るポンプの役目を果たしていますが、そのポンプである心臓自体にも酸素や栄養素を運ぶ血管が必要です。これを冠動脈と呼びます。

この冠動脈自体が狭くなったり（狭心症）、詰まってしまったり（心筋梗塞）、裂けたり（冠動脈解離）してしまうと、心臓自体に酸素を送ることができず心筋細胞が壊死を起こし、やがて死に至ります。

心疾患の根本的な原因は、突き詰めれば

・水分不足
・栄養過多

と脳血管疾患の原因となる生活習慣と同様のものであることがわかっています。いずれにせよ、血液と血管の状態が命に関わる疾患と非常に大きな因果関係にあることは間違いありません。生活習慣の見直しを行いましょう。

特に水分摂取は今すぐできるメンテナンスです。一回本を置いて、お水を1杯、飲みに行きませんか？

心臓はがんにならない？

肺がん、大腸がん、肝臓がん……臓器のがんは数あれど、心臓がんという言葉はあまり聞きませんね。その理由は心筋細胞にあります。

そもそもがん細胞とは、細胞分裂の際にエラーを起こした細胞のことです。そして心臓を構成する心筋細胞は、なんと生まれてから死ぬまでの間ずっと同じ細胞が生き続けていて、細胞分裂をしないのです。

細胞分裂をしないからエラーも発生しない。そのため基本的に心臓でがんが発生することはない、というわけです。周囲の血管や結合組織ががん化することはありますが、体内でも特に温度が高めの場所なのでがん細胞の増殖自体が難しく、それもまたレアケースです。

80年、100年と生き続け、休むことなく動き続ける心筋細胞。普段からゆっくりとリラックスの時間を設けることで、負荷を掛け過ぎないようにしてあげたいですね。

糖尿病

糖尿病はそれ自体が直接命に関わる疾患というわけではありませんが、万病の元と言われています。その理由は、糖尿病が急激に血管を痛め、他の疾患を引き起こしやすい状態を作ってしまうことにあります。

糖尿病とはその名前の通り、「糖分が尿に漏れ出してしまう」症状のことです。健康な状態であれば、腎臓までたどり着いた糖分は全て再吸収されて体内で利用されるので、他の老廃物のように尿として排出されることはありません。

本来は尿として排出されないはずの糖が、どうして尿中に混じってしまうのでしょうか。それは、血液の中にある糖の量が多すぎて腎臓の吸収能力を超えてしまうからです。この「血液の中にある糖の量」を示す指標が、血糖値です。

血糖値が異常に高い状態を引き起こす原因は大きく3つあります。

1. 糖分の多量摂取

単純に食事の量が多い、もしくは食事に占める糖分の割合が多い（米、パン、麺、砂糖類など）ため、糖が過剰に吸収されることで血糖値が高くなります。

2. 水分不足

食事量に対して摂取している水分が不足していれば、その分血液が濃い状態になります。血糖値は血液に占める糖分の割合なので、一般的な食事量、糖質量でも少ない血液に流し込めば必然的に血糖値は高くなります。

3. インスリンの問題

インスリンはホルモンの一種で、すい臓で作られて血液中を流れながら身体中に送られ、細胞のカギを開けて中に糖を入れてあげる役割を担っています。インスリンがあって初めて糖が細胞で代謝されるため、インスリンの量が減少してしまったり効きが悪くなってしまうと、血糖値が上昇してしまうことになります。

インスリンの分泌に問題が起きる原因として考えられるのは自律神経の衰弱です。ホルモン分泌の制御は自律神経が行っているため、その命令自体が弱まることによってインスリンが不足します。そのほかに、水分不足や血管の汚れによって全身の細胞にインスリンが届きにくい状況になっている可能性もあります。分泌機能が正常に働いていても、届かなければ効果を発揮することはできません。

インスリンが全く出ない状態になってしまうと、体中の細胞は代謝を行うことができず、エネルギー切れを起こして最終的には死に至ります。その場合は外部からインスリンを注射などで定期的に補う必要があります。

血糖値の血管への影響

ところで、「血糖値が高い＝血中の糖の量が多い」ことの何が身体にとって良くないのでしょうか。その理由は「糖が血管を激しく痛める」ことにあります。

糖はタンパク質と結着しやすい性質を持っています。簡単に言えばベタベタしている、ということです。この糖のベタベタが血管の中の赤血球や白血球とくっついてしまうと、その細胞は仕事をすることができなくなってしまいます。赤血球が糖化すると酸素を運べなくなり、白血球が糖化すると免疫力が低下します。

そして血管の内側の壁もタンパク質です。血管の壁に糖が結着してベタベタになると、そこに更に老廃物などが付着し硬く狭くなっていきます。これが動脈硬化です。この状態が進行していくと、いずれ毛細血管の壁と壁がくっついて血管を塞いでしまいます。塞がった毛細血管はそれ以上先へ血液を送ることができなくなり、周囲の細胞が徐々に壊死していきます。

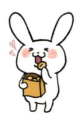

甘いものは程々に……

糖尿病の症状と対策

糖尿病の重篤な症状として特によく挙げられるのが

・腎不全
・失明
・手足の末端の壊死

などですが、これらの症状が起きる部分である腎臓、網膜、手足の末端には共通点があります。それは、身体の中で最も細かい毛細血管が集中しているということです。血管の詰まりと細胞の壊死はこのような末端から始まりますが、やがて太い血管までが詰まってしまい、最終的には死に至ります。

糖尿病はほとんどの場合、食事の仕方や水分摂取、ストレスコントロールで防ぐことができます。早いうちからの生活習慣の見直しが、人生をその最後まで豊かなものにしてくれるのです。

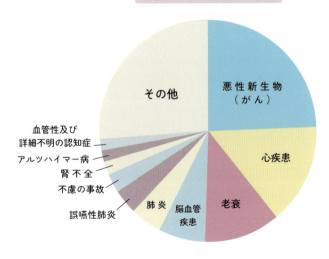

厚生労働省「令和 4 年（2022）人口動態統計月報年計（概数）の概況」を参照

第四章

自律神経と
ストレス

無意識のストレス

心身の不調はほとんどの場合「緊張」「脱水」「酸欠」が原因となっています。そして、その3つを引き起こす原因が「ストレス」です。心身に様々な症状が出ているにも関わらず「私にはストレスがありません」と言う人がいますが、専門家から見ればこれは全くありえないことで、不調の陰には必ず何らかのストレスが存在します。

このようなストレスと不調のメカニズムについては既に「自律神経の仕組み」の章で学びましたが、この章では「ストレス」の本質とその種類について深掘りして解説していきます。

「不調の陰には必ずストレスが存在する」ということは逆に言えば、ストレスとは何なのかを正しく理解することで、不調の原因を推定し、不調が現れる前に対策できるようになる、ということです。

「自律神経の仕組み」の章では、ストレスを「脳に負荷がかかっている状態」と定義しました。これは大脳、つまり意識に関わる部分を含めた定義ですが、ここでは自律神経の緊張に関わる、無意識のストレスに特にフォーカスします。

動物の本能である自律神経に影響を与える無意識のストレスの本質。
それは、「死への恐怖」です。

死というのは生物にとって最悪の事態であり、終わりを意味します。これを経験した者は存在せず、そのため死は理解不能であり、恐怖の対象となります。

この恐怖は、知能が発達した私たち人間にとっても同様です。本能的に死を連想させる状況が生じると、自律神経は自動的に緊張状態に入ります。これを「ストレス状態」と呼びます。

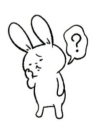

不調の陰に
ストレスあり

死を連想させる7つのストレス

死を連想させるストレスには、大きく分けて7つの種類があります。

・暑さ寒さ（極端な温度は命に関わります）
・水分不足（水がないと生きられません）
・栄養不足（栄養が欠けると生きられません）
・酸素不足（酸素が欠けると生きられません）
・居場所の不安定さ（安心・安全が確保されていません）
・敵との遭遇（危害を加えられる可能性があります）
・身体や心の不自由さ（安全のための行動がとれません）

これらの様々なストレスは、死に近づくものとして自律神経を司る間脳によって本能的に感知され、無意識のうちに緊張を引き起こします。

野生動物はこのようなストレスを感じることで、危険な場所を離れたり、水場や獲物を探すなどの行動を直ちに始めることができます。しかし自我の源である大脳を発達させた私たち人類は、身体の状態と無関係な情報によって、本能からかけ離れた行動をすることがしばしばあります。何かに気を取られていて間脳からのサインを見逃したり、あるいは思い込みや誤った情報を元に、ストレスへの正しい対処をしない場合があります。

大脳（自我）と間脳（本能）の主張があまりにも乖離すると、無自覚のうちに緊張が蓄積し、結果として、これまでこの本で説明してきたような様々な症状や重篤な疾患が放置されることになりかねません。

これらのストレスは、「生命維持に必要な内的供給の不足」「生命維持に必要な外部環境の不足」「他者からもたらされる危機」の3つに分類できます。それぞれのストレスについて、さらに詳しく見ていきましょう。また、ストレスの種類と分類の表を巻末に用意しました。定期的なセルフチェックにご活用ください。

生命維持に必要な内的供給の不足

生命維持に必要な内的供給とは、簡単に言えば、生物が生き続けるために必要不可欠な 3 つの要素、「水」「栄養」、「酸素」のことです。

水は生命が誕生するための最大の条件であり、地球上に生命があふれたのも、地球に水が大量に存在しているからです。私たちの身体も約 60 ％が水分で構成されており、酸素や栄養素の運搬、神経伝達物質の受け渡しなど、生命維持に重要な役割を担っています。水分の不足は最も危機的な状況であり、「このままでは死んでしまうかもしれない」と強い緊張状態を生み出します。

そして身体の構成要素であるタンパク質や脂質、身体の様々な代謝運動を促すビタミンやミネラル、エネルギー源としての糖分など、私たちの身体を作り、動かすために必要なものが栄養です。栄養の摂取と一口に言っても、そこにはただ食べる、飲むというだけでなく、咀嚼し、消化し、吸収し、血流によって各細胞に運ばれるというプロセスが含まれます。

自分では十分に食べているつもりでも、胃の働きが弱ければ栄養を吸収できる大きさに分解できません。小腸が硬直していれば分解されたものを吸収することができません。そして水分が不足していれば、吸収した栄養を末端まで十分に届けることができません。細胞に届いた後も、インスリン不足などで取り込めないこともあります。「食べているのに不足している」という状況が、意外にも多くの人々にストレスを与えています。

最後に酸素です。酸素は私たちのエネルギー代謝に必須の物質です。呼吸による酸素供給が数分途絶えただけで、私たちの身体は瞬く間に危機に陥ります。全身の酸素供給量のうち約 20 ％は脳で消費されており、間脳の視床下部で身体の様々な臓器に命令を送るのも、酸素がなければ成り立ちません。酸素が不足してくると生命を維持するための最低限の命令（心臓を動かす、呼吸をするなど）が優先して行われ、その他の部分に関しては十分に命令を送ることができなくなります。

これらの生命維持に必要不可欠な 3 つの要素が不足すると、間脳が無意識のうちに身体を緊張状態にします。しかし、私たちの自我の部分である大脳は、この危

機的状況を直接感知することができません。間脳と大脳は全く別の独立したシステムとして、それぞれが身体をコントロールしているのです。

食事が摂れないときの水分摂取

水分の重要性は本書で繰り返しお伝えしてきましたが、注意すべき例外があります。食事を一切摂らずにお水だけを飲み続けてしまうケースです。体重×30 mlの水分は、老廃物を排出し、栄養や酸素を全身に運ぶ役割を担っています。しかし栄養が不足した状態で水分だけを摂取すると、体内のバランスが崩れ深刻な健康リスクが生じます。

具体的には、血液が薄まり、重要な栄養素や電解質の濃度が低下してしまいます。糖分が不足すれば低血糖症を引き起こし、塩分（ナトリウム）が減少すれば神経の正常な伝達ができず、低ナトリウム血症を起こします。軽度の症状としては吐き気、疲労感、頭痛などが見られ、重症化すると筋肉の痙攣や意識障害、昏睡状態に至ることもあります。

何らかの理由で食事が摂れないときの水分摂取は、電解質系のスポーツドリンク（ポカリスエットなど）や栄養のあるもの（フルーツジュース、スープなど）に置き換えてください。例えば体重が50 kgで1日に1.5 リットルの水分が必要な方であれば、次のように置き換えます。

・1食抜き → 500 ml分を栄養のあるものに
・2食抜き → 1リットル分を栄養のあるものに
・1日何も食べられない → 1.5 リットル分を栄養のあるものに

夏場の食欲不振や感染症の発熱で食事が摂れないときは、このイメージで水分補給を調整しましょう。また6歳未満の子どもも、食事だけで十分な栄養がとれない場合があります。適宜フルーツジュースや牛乳に置き換え、水分と栄養を同時に補給するのも良いでしょう。

生命維持に必要な外部環境の不足

人間が生きていくためには内的供給だけでなく、外部環境も非常に重要です。

人間が快適に生きられる気温は決まっています。厳密に言えば季節や湿度によって変化しますが、おおむね 23 ℃前後が最適と言われています。そこから上下 5 ℃の 18 〜 28 ℃の範囲内であれば、それなりに快適に生活することができます。

しかし、気温が基準から 15 ℃以上離れてしまう（ 8 ℃以下や 38 ℃以上）と、体内温度の維持が難しくなります。体内温度が異常に高くなると熱中症などを引き起こし、異常に低くなると低体温症や凍傷などの問題が生じます。どちらの場合も、そのまま放置すれば死に至る危険性が高いものです。このような季節や環境による温度変化は、程度の差こそあれ、すべて死に向かうものです。つまり、私たちの身体を緊張させる無意識のストレスになるのです。

外部環境からくるストレスのもう一つ重要な要因として、安全が欠如している場合のストレスがあります。人間の生活は、常に自然や外敵との戦いでした。外敵の気配を感じたり、落下や崩壊の危険性が完全に排除されていないと感じる場所にいると、大きなストレスを感じます。住居や職場環境など、長く過ごす場所に以下のような要因があると、身体は無意識の緊張状態に陥ります。

・外の音が聞こえる、騒がしい
・防犯に不安がある
・極端な高所、低所にある
・安心できない他者がいる（DV、毒親、ハラスメントなど）

これらの外部環境は、本人の自覚がなくとも様々な影響を与えています。有名なのが「高層階症候群」と呼ばれるもので、3 階以上の建物に住んでいると、頭痛やめまい、耳鳴りなどの身体症状から、不眠、食欲不振、不安症、うつ、パニックといった精神症状、更に死産・流産の割合が高まるという研究報告があります。高さによる恐怖や酸欠など複数の原因が推測されていますが、無意識のストレスによる自律神経の異常が大きく関わっていると考えられます。

ここまで挙げられているような現在の環境の状態だけでなく、環境の「変化」も脳に大きな負荷をかけ、より強いストレスとして身体を緊張状態にさせます。

・物理的な変化（急激な温度変化、気圧の変化など）
・人間関係や住環境の変化（引っ越し、転職など）
・自らの立場の変化（入学、卒業、結婚、出産など）

人間の心身には恒常性があり、今までの状態を維持しようとする働きがあります。変化した環境に適応するのは、ブレーキをかけながらアクセルを踏むようなもので、脳がフル稼働し、大きなストレスとなります。

環境が大きく変化すると、短くて30日程度、長い場合は1年以上、無意識の緊張状態が続きます。この緊張状態が直接不調の原因となることもあれば、この時期に形成された緊張が身体のクセとなり、後々不調として現れることもあります。

ここで確認しておきたいのは、入学、卒業、昇進、結婚、出産など、一般的に喜ばしいと思われる変化であっても、脳にとってはストレスとなるということです。不調を訴えているのに「ストレスがない」と断言する人は、このようなストレスを見逃している場合がほとんどです。良い変化があった時こそ、自身の状態をチェックし、セルフケアを怠らないようにしましょう。

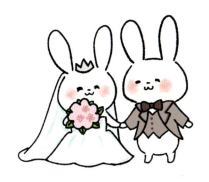

嬉しい変化でも、セルフケアは欠かさずに

他者からもたらされる危機

自分の行動や環境に関係なく、他者からもたらされるストレスも存在します。

一つは他者そのものが敵である場合です。物理的な暴力や精神的な暴力、信頼できない行動、一緒にいることで不快感を感じる場合など、相手が自分の安全・安心を脅かす、またはその可能性がある人に対して、私たちは警戒し、緊張します。これは明確に自分を傷つけてくると分かっている相手だけではなく、初対面の相手も、安全かどうかが判断できないため警戒の対象になります。

生後1歳未満の赤ちゃんを初対面の人が抱っこする実験では、最初の5分は大泣きしますが、15分後には落ち着き、30分後には笑顔が見え、60分経つ頃には抱っこのまま眠ってしまうことが確認されています。この実験からわかるのは、赤ちゃんは初対面の人に対して最初は緊張しますが、危害を加えられず安全だと感じると、最終的に安心し無防備な状態になれるということです。この結果は複数の赤ちゃんにおいても同様でしたが、安心を感じるまでの時間には個人差があり、その差はそれまでの経験に影響されるようです。

この流れは大人でも同様ですが、大人は思い込みによって判断を誤ることがあります。例えば、「女性だから優しいに違いない」や「年長者だから正しい」などの思い込みが、実際の危険察知を阻害する場合があります。

他者によってもたらされる危機にはもう一つ、言葉や態度によって行動や思考が制限されることがあります。「こうしなければならない」「こうしてはいけない」といった制限が、本能的な自由な行動を妨げることがあるのです。

例えば、あなたが逆らえない人物に「この場所から動くな」と言われているときに地震が起こった場合、迷わず直ちに避難することができますか？　通常であれば迷わずできることでも、指示があることで一瞬の判断が遅れ、行動が制限されることがあります。さらに命令を重要なものだと感じていると、自らの命よりも命令の遂行を優先してしまい、命を危険にさらすことさえあります。

意図的に誰かの行動を制限する言葉だけでなく、善意から出る言葉や賞賛、何気ない声かけですら、思いがけない制限となって大きなストレスにつながることがあります。たとえば「お兄ちゃん」「お姉ちゃん」と声をかけられることの多い長男や長女が「年上らしくしなければ」と無意識に思い込み、そのように振る舞うことで自由な発想ができなくなることがあります。

「いい子だね」「えらいね」と褒められ続けてきた人が、「自分は常に人に褒められる行動をしなければならない」と感じ、自由な行動ができず欲求とのギャップに苦しむこともあります。

このように、何気ない言葉が無意識にストレスを与えることもあるのです。あなた自身のストレスになっている思考や行動は、実は他者によって過度に制限されたものかもしれません。必要以上に誰かの期待に縛られないよう、自分の判断基準を持ち、自らを振り返る機会を持つようにしましょう。

それと逆に、自身の言葉や態度が誰かを制限してしまう場合もあります。小中学生の不調の相談を受けることがありますが、保護者が無意識に過度な期待や制限を与えているケースがまれに見られます。子供は親の所有物ではなく対等な一人の人間です。お互いに尊重し合う健全な親子関係を築くことが、親子双方のストレスを解消し、不調を改善する第一歩になります。

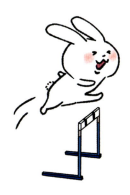

ほんとうは制限なんて、ない！

おわりに ～医療と正しく付き合う～

世界には様々な医療が存在します。一般的に病院などで行われる「西洋医学」。鍼（はり）やお灸、漢方などの「東洋医学」。その他にも世界には様々な医学が存在していますが、日本においては西洋医学と東洋医学の2つが混在している状況です。この2つの医学は手段はもちろんのこと、目的がそれぞれ異なっています。

西洋医学の目的は「病気の原因を取り除く」こと。既に起きている症状に対して対処をするのが得意分野です。

・増殖段階に入ったがんなどの腫瘍や病巣
・細菌やウイルスなどの感染症
・骨折、筋肉断裂、皮膚の裂傷などの外傷

特にこの3つに対しての処置については西洋医学のほうが明らかに適しています。西洋医学における身体の診方は「解剖生理学」に基づいた物理的な手段です。筋肉、骨格、内臓、血管、神経などの位置や状況を把握し、血液やリンパ液の組成を調べ、平均値とのズレを割り出して異常にフォーカスしながら原因を突き止めていきます。手段として外科手術、薬物療法などが用いられます。

一方、東洋医学の目的は「身体を正常な状態へ導く」ことです。人間の身体に元々備わっている自然治癒力を最大限に活かし、自ら元気を取り戻す手伝いをする、といった考え方です。

・不定愁訴と呼ばれる原因不明の不調
・疾患を原因としない頭痛や身体の痛み、違和感
・精神科にかかるほどではない気分の落ち込みや意欲減退
・がんや内臓、血管疾患など生活習慣病の予防

このような、西洋医学的に原因を特定できない不調への対処であったり、重い疾病の予防を得意とするのが東洋医学です。

代表的なものとして、鍼や灸を用いた外部からの処置や、ツボや経絡といった独自のスポットへアプローチするもの。そして動植物や鉱物などから採取された自然物を内服する漢方薬などが挙げられます。

これらの医療は、長い人類の歴史の中で多くの人に処置され、効果があったものが集められています。つまり、統計的なデータを根拠として身体を診るのが東洋医学と言えます。東洋医学の診法が全ての人にピッタリ当てはまるとは言えませんが、しばしば劇的な効果を挙げることがあります。

そして近年では、カイロプラクティックやオステオパシーと呼ばれる比較的新しい分野が日本でも認知されつつあります。手指で身体に圧力をかけることで処置をする特徴から、日本語で「手技療法」と呼ばれることもあります。

手技療法は「その人の身体を正常な状態へ導く」という東洋医学の考え方をベースにしながら、西洋医学の成果である「解剖生理学」に基づいた診方で身体を観察し、外部から手技によるアプローチを行うものです。日本ではまだ法的な医療としては認められていませんが、アメリカやヨーロッパでは医学の一つとして一般的に認知されていて、外科手術や薬物を用いないため低リスクなのが特徴です。

このように、目的や手段によって様々な医療の形態があります。どれが優れている、間違っているという話ではなく、身体の状態や目的に応じて上手に選択していくことが重要です。特効薬のある感染症であれば、処方された薬を飲むのが一番です。しかし脱水から来る頭痛を検査しても、MRIには何の兆候も現れません。かといって、とりあえずと処方された痛み止めを飲んでも根本的な解決にはなりません。解決のためにはただひとつ、継続的に十分な水を飲むことです。

そのような判断を行うための第一歩が、私たちの身体を動かすメカニズムである、自律神経について知ることです。知識を蓄え、仮説を立て、どのような対処が適切かを考え試していくことが、健やかな生活を効率的に行うための近道なのです。

索引

あ

悪性新生物	90
アトピー	68
アレルギー	68

い

胃酸過多	43
痛み	70
イライラ	82
インスリン	96

う

うつ	80

お

横隔膜	53

か

過緊張	78
顎関節症	39
肩こり	71
肩関節周囲炎	74
噛みしめ	39
冠動脈解離	94
がん	90
眼瞼下垂（がんけんかすい）	36
カンジダ症	68

き

ぎっくり腰	76
逆流性食道炎	42
狭心症	94
緊張	22

く

首こり	71
くも膜下出血	92

け

下痢	46

こ

交感神経	10
高血圧	54
高層階症候群	104
呼吸が浅い	52
五十肩	74
コリ	71

さ

酸欠	26
三半規管	34

し

子宮内膜症	51
子宮筋腫	51
歯周病	39
四十肩	74
自然治癒力	24
しびれ	59
熟眠障害	66
消化不良	42
女性ホルモン	51
自律神経	8
心筋梗塞	94
心疾患	94
心臓弁膜症	94
心不全	94
腎不全	49
蕁麻疹	69

す

頭痛	32
ストレス	100

そ

早朝覚醒	66

た

代謝 ································ 64
帯状疱疹 ·························· 68
脱水 ······························ 23

ち

中途覚醒 ·························· 66
腸内細菌 ·························· 47

つ

疲れやすい ······················ 64

て

低血圧 ···························· 57

と

糖尿病 ···························· 96
動脈硬化 ·························· 55
ドライアイ ······················ 37

な

内耳 ······························ 34

に

乳酸 ······························ 64
入眠障害 ·························· 66

ね

ネガティブ思考 ·················· 80

の

脳血管疾患 ······················ 92
脳梗塞 ···························· 92
脳脊髄液 ·························· 84
脳卒中 ···························· 92

は

歯ぎしり ·························· 39
パニック ·························· 86

ひ

冷え性 ···························· 61
頻尿 ······························ 48

ふ

副交感神経 ······················ 11
不整脈 ···························· 94
ブレインフォグ ·················· 84

へ

ヘルペス ·························· 68
便秘 ······························ 46

ほ

ホメオスタシス ·················· 15

み

耳鳴り ···························· 34

む

虫歯 ······························ 39

め

迷走神経 ·························· 17
メニエール病 ···················· 35
めまい ···························· 34

ゆ

有酸素運動 ······················ 65

よ

腰痛 ······························ 76

ら

卵巣嚢腫 ·························· 51

ろ

老廃物 ···························· 64

巻末資料1 自律神経チェック表

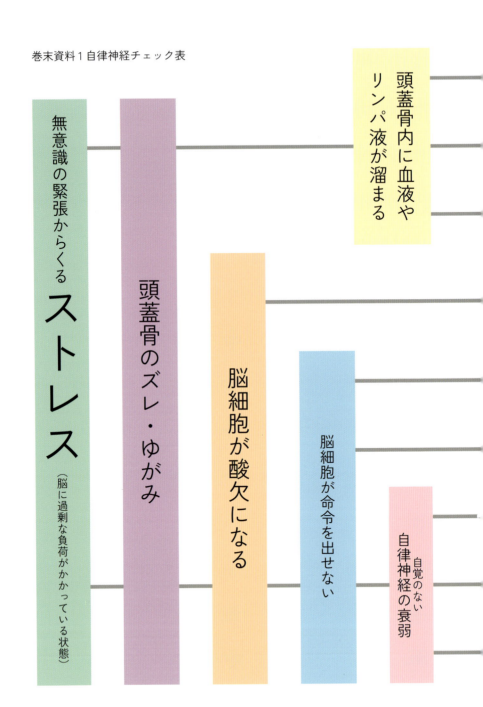

内耳の圧迫	□めまい　□耳鳴り　□立ちくらみ □突発性難聴（聞こえづらい）
眼球の圧迫	□目の疲れ　　□目の奥の痛み □眼球が飛び出て見える
脳の圧迫 脳内に老廃物が溜まる 脳血管が硬く細くなる	□想像力、思考力の低下 □頭がぼーっとする　□物忘れ □頭痛　　　　　　　□集中力低下
酸素や水分の不足 による緊張状態	□うつ・パニック　　□目の乾き □ネガティブ思考　　□高血圧 □やる気がでない　　□イライラ □動機・胸のしめつけ　□不眠 □朝起きられない　□肩こり・首こり
考える、感じる 知覚神経の衰弱	□味覚異常　　　□嗅覚異常 □聞こえの悪さ　□痛みの鈍さ □感情の起伏がない
身体を動かす 運動神経の衰弱	□つまづきやすい　□反応が鈍くなる □動体視力の低下 □ろれつが回らない
頭部の神経の衰弱	□視力低下　　□まぶたが重い □眼瞼痙攣　　□ドライマウス
心肺機能の衰弱	□疲れやすい　　　□むくみ □手足のしびれ　　□低血圧 □呼吸が浅い　　　□冷え
内臓機能の衰弱	□胃もたれ　□胃の痛み　□便秘 □おなかを下しやすい　□頻尿 □逆流性食道炎　　　　□生理不順

巻末資料 2 体調と自律神経の状態

評価	とてもよい	そこそこよい	ふつう
体温	37.0 ℃	36.8 ℃	36.5 ℃
水分摂取量	2 リットル以上	1.5 リットル	1.2 リットル
睡眠	通常 5〜7 時間。 朝から夜までずっと元気。時々 3〜4 時間でも翌日の体調に影響なし。	5〜7 時間。 途中で起きない。朝すっきり起きる。	6〜8 時間。 月に 1〜2 回眠れなかったりするが基本的には眠れている。
体調	一年中安定して元気。 風邪やインフルエンザにかかりにくい。	年に 1 度程度の体調不良。 風邪をひいても 1 日程度で熱が下がる。	年に 2 度程度の体調不良。 風邪をひくと 1〜2 日ダウン。
メンタル	一年中安定している。 ストレスがあるとすぐ自覚できる。	年 1〜2 回程度不安定な時期があるが、1〜2 週間で回復する。	年 3〜4 回程度不安定になるが、2〜4 週間で回復する。
季節の影響	ほとんどない。	ほとんどないが、疲れ、ストレスが強いと影響が出る。	季節の変わり目で数日程度の軽い不調。

あまりよくない	よくない	とてもよくない	評価
36.2 ℃	35.8 ℃	35.5 ℃	体温
800 ml	500 ml	200 ml 以下	水分摂取量
1〜2つが当てはまる。 ・寝つきが悪い ・寝起きが悪い ・途中で2〜3回目が覚める	寝つき・寝起きが悪い。睡眠の途中で2〜3回ほど目が覚める。昼まで眠気がとれない。	睡眠薬を使わないと眠れない。9時間以上眠ってしまう。日中突然眠ってしまう。	睡眠
年3〜4回程度の体調不良。 風邪をひくと2〜3日ダウンする。頭痛が月2〜4回以上。	月に1回程度の体調不良。 インフルエンザにかかりやすい。頭痛が週1〜2回以上。	つねに体調不良。 頭痛、めまい、耳鳴りが出やすい。つねにどこかに痛みがある。	体調
環境の変化や季節の変わり目によって不安定になる。そのまま体調不良をひきずることも。	軽度の精神疾患。 仕事や学校にはかろうじて行けるか、支障が出る。	中〜重度の精神疾患。 パニックなどを起こしやすく、日常生活にまで困難が出る。	メンタル
季節の変わり目で1週間程度の軽い不調。	季節の変わり目、梅雨時期などに大きく体調を崩すことも。	季節だけでなく気温、湿度、天気、湿度の変化でもすぐに体調を崩す。	季節の影響

巻末資料 3 ストレス表

内的供給の不足		
酸素不足	**水分不足**	**栄養不足**
呼吸の浅さ	食べていない	
肺の細胞数の減少	飲めていない 飲んでも吸収しない	食べても吸収していない
ヘモグロビン数の減少	運動していない	栄養を使う臓器の衰弱
湿度の高さによる 酸素不足	外部の乾燥	皮下脂肪や筋肉の 量が少ない
気圧の低さによる 酸素不足	お風呂に入らない	腸内細菌のバランスが 悪い、少ない
首や胸部を 圧迫されている	腹部を圧迫されている	
衣服のしめつけ		

ストレス = 死の恐怖（最も根本的なストレス）

外部環境の不足		他者からの危機	
暑さ、寒さ	**居場所の不安定さ**	**敵との遭遇**	**身体、心の不自由さ**
住む場所の気温 暑い、寒い	高いところにいる 足元が不安定	自分を攻撃する 人が近くにいる	手足を 拘束される
家や職場の気温 暑い、寒い	知っている人が 少ない	敵か味方か わからない人が 近くにいる	行動を 制限される
衣服の状態 薄着、厚着	守ってくれる人 がいない	攻撃的な感情を 向けられる	常に監視される （〜してはいけない）
皮下脂肪の量が 少ない	安全安心な 居場所がない	危険な動物が 近くにいる	〜しなければなら ないと言われる 思い込まされる
筋肉量が少ない	新しい環境	危険物が 近くにある	自分の意志と 無関係な立場を 強要される
体毛が少ない	周囲の騒音	事故などに よって予期せぬ 攻撃を受ける	自分で選ばせて もらえない
汗がかけない	戦争など 秩序の混乱	他者の死を目の 当たりにする	自分の意思表示 を制限される

世界でいちばん詳しい

自律神経の教科書

2024 年 11 月 18 日

著者　吾妻優
編集　吾妻亮
DTP デザイン　目黒 由利恵

発行　揺籃社
　　　〒102-0056 東京都八王子市追分町10-4-101
　　　TEL 042-620-2615 ／ FAX 042-620-2616
　　　URL https://www.simizukobo.com/
　　　MAIL info@simizukobo.com

印刷　株式会社清水工房

本書を無断で複写・複製することを禁じます。
ISBN978-4-89708-520-3 C0047　乱丁・落丁はお取替えします。